刘从明 编著

中医经典白话图解

伤寒论

白话图解

金盾出版社
JINDUN PUBLISHING HOUSE

图书在版编目（CIP）数据

伤寒论白话图解 / 刘从明编著 . -- 北京：金盾出版社，2024.2
（中医经典白话图解）
ISBN 978-7-5186-1684-8

Ⅰ.①伤… Ⅱ.①刘… Ⅲ.①《伤寒论》- 图解 Ⅳ.① R222.2-64

中国国家版本馆 CIP 数据核字 (2024) 第 030257 号

伤寒论白话图解
SHANG HAN LUN BAI HUA TU JIE

刘从明　编著

出版发行：金盾出版社		开　本：710mm×1000mm　1/16	
地　　址：北京市丰台区晓月中路 29 号		印　张：14	
邮政编码：100165		字　数：150 千字	
电　　话：（010）68276683		版　次：2024 年 2 月第 1 版	
（010）68214039		印　次：2024 年 2 月第 1 次印刷	
印刷装订：三河市双峰印刷装订有限公司		印　数：1 ～ 5 000 册	
经　　销：新华书店		定　价：66.00 元	

前 言

　　《伤寒论》是一部阐述外感及其杂病治疗规律的中医学巨著，为我国东汉著名医学家张仲景所著。该书在中医药学术发展史上具有举足轻重的地位。书中揭示了寒邪外感疾病的发生、发展、预后及其证治规律，重点论述了人体由于感受风寒之邪而引起的一系列病理变化及进行辨证施治的方法。该书将病证分为"六经"，即太阳、阳明、少阳、太阴、厥阴、少阴六种，发展并完善了六经辨证的理论体系，融理、法、方、药于一体，为中医辨证论治的诊疗方法奠定了基础。该书被奉为"中医学之圭臬"，一直指导着中医临床和学术的发展。书中所记载的方药，配伍严谨，被后世所效法，故被誉为"经方"。该书不仅继承和发展了祖国医学，也是学习中医者必读的古典医籍。

　　本书体例分为"原文""白话译文""注释＋解读"三部分内容。"原文"部分以历史上影响最大的明代赵开美刻本为底本，并参考相关文献勘校注释编写而成。"白话译文"部分将原文翻译成现代读者容易理解的白话文，力求文字简洁，清晰严谨。"注释＋解读"部分对难理解的字及有深刻内涵的经文进行字义、读音解读，力求详尽准确。为了使广大读者更好地理解这部医学经典，本书还结合生命科学、养生理论和中国传统文化，对其中的医学思想采用图解和表格的形式进行了全面而系统的诠释。

　　鉴于作者水平有限，书中可能存在疏漏、谬误、欠妥之处，恳请读者提出宝贵意见，以便再版时修正。

刘从明

目　录

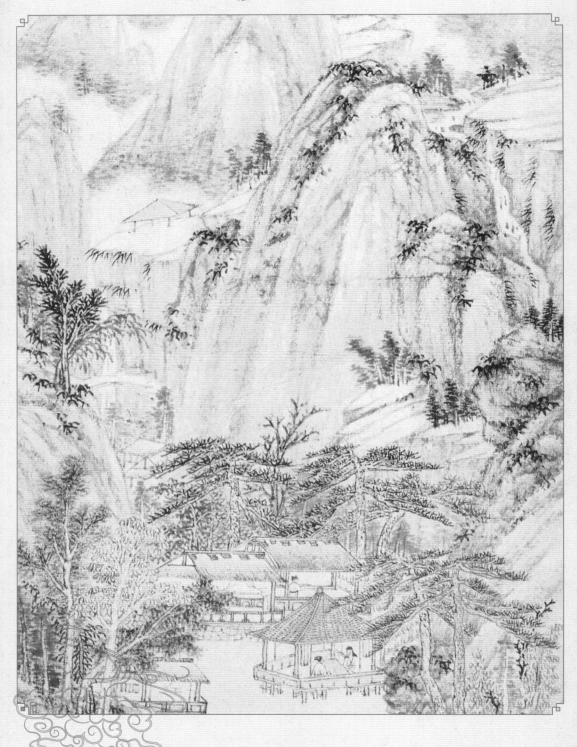

第一章

辩太阳

病脉证并治

名家带你读

　　本章论述了太阳病的基本特点；分析了太阳中风证、太阳伤寒证及其兼证的辨证论治；论述了太阳病各变证的主症、病机、治法、方药及相关类证鉴别；论述了太阳病传与不传的基本规律和愈期。

辨太阳病脉证并治（上）

脉浮：脉象浅
表，轻手按之
即得，犹如木
浮水面。

头项强痛：头
部与项部僵硬
疼痛，有拘紧
感。项，是颈
的后部；强，
强直不柔和。

🌀 **太阳之为病，脉浮，头项强 (jiāng) 痛而恶 (wù) 寒。**

【白话译文】

太阳病的证候，是以脉象浮、头痛、颈部拘紧不舒、怕冷为基本特征。

太阳病的基本症状

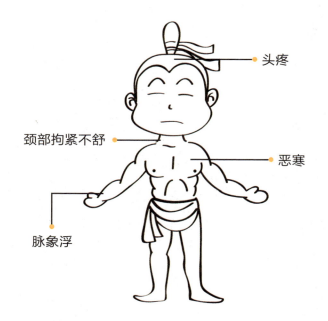

📝 读书笔记

浮脉

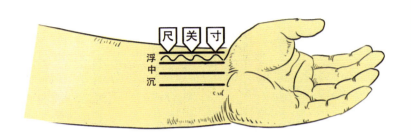

> 太阳病，发热，汗出，恶风，脉缓者，名为中（zhòng）风。

【白话译文】

太阳病，表现为发热、出汗、怕风、脉象浮缓的，这样的病证叫作中风。

太阳中风的基本症状

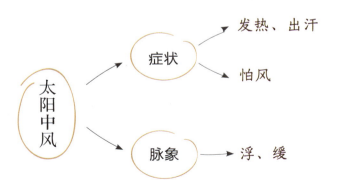

脉缓：脉象浮而和缓。

中风：即伤风，以"发热，汗出，恶风，脉缓"为主要临床表现，是外感病邪所引起的一种太阳表虚证。与猝然晕倒、口眼歪斜、肢体不遂的中风不同。

✏ 读书笔记

缓脉

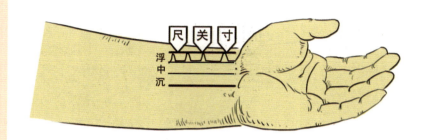

🌀 **太阳病，或已发热，或未发热，必恶寒，体痛，呕逆，脉阴阳俱紧者，名为伤寒。**

【白话译文】

患太阳病，无论是已经发热，还是尚未发热，都一定会怕冷，此外还会出现身体疼痛，想要呕吐，寸、关、尺三部脉象皆浮紧的症状，这样的病证叫作伤寒。

太阳伤寒的基本症状

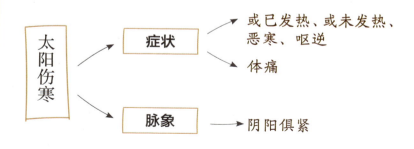

紧脉

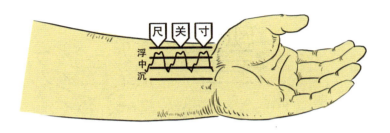

寸口脉阴阳属性

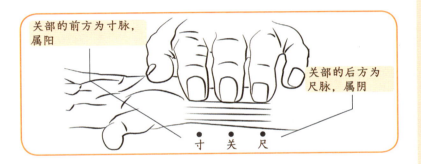

关部的前方为寸脉，属阳

关部的后方为尺脉，属阴

寸　关　尺

一种说法，"阴阳"指脉的部位，诊脉的常用部位是手腕后桡动脉，称为寸口。寸口分为寸、关、尺三部，以桡骨茎突稍内侧的部位为关，关前为寸，关后为尺，在"脉阴阳俱紧"中所指的阴为尺部脉，阳为寸部脉。"脉阴阳俱紧"是指寸、关、尺三部脉象都有紧张感。另一种说法，是指脉的浮沉，即脉浮沉俱紧。

🌀 伤寒一日，太阳受之。脉若静者，为不传。颇欲吐，若躁烦，脉数急者，为传也。

伤寒二三日，阳明、少阳证不见者，为不传也。

脉若静：脉象变化不大，与太阳表证相符，如伤寒脉浮紧，中风脉浮缓，无数急之象。

脉数急：脉的速率很快。

数脉

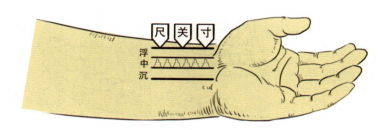

伤寒病的传经规律

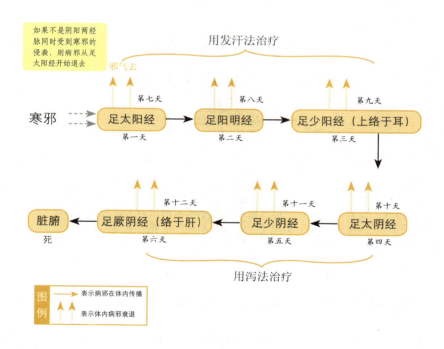

寒邪在体内的传播有一定顺序和规律，如图所示。需要注意的是，如果疾病刚有好转就开始进食难以消化的食物，则会在体内郁积生热，两热相交，造成余热不退的现象。

【白话译文】

外感风寒之邪患伤寒病一天，病邪在太阳经。如果脉象变化不大，则提示没有向其他经络发展。如果频繁想吐，或是出现烦躁，浮脉变成数急之脉，就说明病邪向里传变了。

患外感病两三天，已到邪传阳明经、少阳经之期，若不见阳明病、少阳病的症状，而只见太阳病证候的，则表示病未传变。

❧ **太阳病，发热而渴，不恶寒者，为温病。若发汗已，身灼 (zhuó) 热者，名曰风温。风温为病，脉阴阳俱浮，自汗出，身重，多眠睡，鼻息必鼾 (hān) ，语言难出。若被下者，小便不利，直视失溲 (sōu) ；若被火者，微发黄色，剧则如惊痫 (xián) ，时瘛疭 (chì zòng)；若火熏之，一逆尚引日，再逆促命期。**

【白话译文】

患太阳病，表现为发热口渴，不怕冷的，就叫作温病。如果在使用发汗的方法以后，热势更高如同烧灼一样，名叫风温。风温的证候特点是尺脉和寸脉都见浮象，自汗，身体沉重，时常想睡觉，呼吸时鼻有鼾声，而且语言困难。

温病：外感温热之邪，以发热而渴、不恶寒为主要症状，是太阳病中的一种证型，属广义伤寒之一。

风温：温病误用辛温发汗后的变证，与后世的外感风温病不同。

失溲：含有大小便自遗的意思。

被火：误用火法治疗。火法包括烧针、艾灸、熏、熨等。

瘛疭：手足抽搐痉挛。

假使误用下法，会引起小便不利，两眼直视，甚至大小便失禁；假使误用火法，轻则导致皮肤发黄，严重的就会引起如同惊痫的症状，时时手足抽搐痉挛；倘若再用火熏的方法，那就误上加误了。一次错误的治疗，变证虽重，还不至于马上死亡；再次误治，就会断送生命了。

💨 **病有发热恶寒者，发于阳也；无热恶寒者，发于阴也。发于阳者，七日愈；发于阴者，六日愈。以阳数七阴数六故也。**

太阳病，头痛至七日已上自愈者，以行其经尽故也。若欲作再经者，针足阳明，使经不传则愈。

【白话译文】

患外感病，若有发热畏寒的症状，是病邪在阳经的表现；若有无热畏寒的症状，是病邪在阴经的表现。病邪在阳经的，大约七天可以痊愈；病邪在阴经的，大约六天可以痊愈。这是七属于阳数、六属于阴数的缘故。

患太阳病，如果有头痛超过七天以上自愈的，是邪气在太阳之经已经行尽了，所以病就好了。如果过了七天太阳病还不好，就有传于阳明经的趋势，用针刺疗法，针刺足阳明胃经的穴位，使太阳经的邪气不内传阳明经，这个病就

阳数七阴数六：古代有"天一生水，地六成之；天二生火，地七成之"的说法。水属阴，火属阳，故以六为阴数，以七为阳数。

其经尽：邪气在太阳经逐渐减退至消失，病情向愈。经，这里指太阳经。

欲作再经：病情将要发生传经之变，此指欲传阳明经。

会痊愈。

太阳病，欲解时，从巳（sì）至未上。

风家，表解而不了了者，十二日愈。

病人身大热，反欲得近衣者，热在皮肤，寒在骨髓也；身大寒，反不欲近衣者，寒在皮肤，热在骨髓也。

【白话译文】

患太阳病将要痊愈的时间，在上午 9 时至下午 3 时之间。此时为太阳经之气最盛之际，亦是自然界阳气最强之时，而大病久病往往日轻夜重，借助天时，其病或可自愈。

容易患外感风寒的人，表证解除后，身体仍感不适者，需待一定的时日，正气恢复，则可痊愈。

患者身体自觉大热，反而想要穿衣服的，这是外部假热，内部真寒的表现；身体感到很冷，反而不想穿衣服的，这是外部假寒，内部真热的反映。

从巳至未：巳，上午 9 时至 11 时；未，下午 1 时至 3 时。从巳至未，即从上午 9 时至下午 3 时。

风家：凡"家"字，皆指宿病而言，此处只作太阳中风证。

皮肤：体表。言其浅表，指在外。

骨髓：体内。言其深层，指在里。

读书笔记

十二经脉气血循环

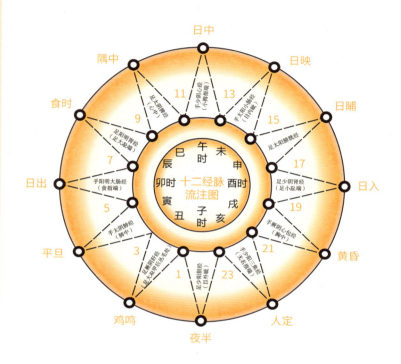

如图所示，十二经脉气血按照肺经→大肠经→胃经→脾经→心经→小肠经→膀胱经→肾经→心包经→三焦经→胆经→肝经→肺经……依次流行不止、环周不休。《内经》认为，当经脉脏腑发生病变时，正气常借该脏腑气血旺盛之时与邪气交争，正邪交争而病作，疾病在不同部位发作会有不同表现。

啬啬：惶恐畏怯貌，形容恶寒蜷缩的状态。

淅淅：风声，如冷而凉风侵入肌肤的感觉。

翕翕发热：形容发热的轻浅，患者感觉像羽毛披覆在身上一样。

🌀 **太阳中风，阳浮而阴弱，阳浮者，热自发，阴弱者，汗自出；啬啬 (sè) 恶寒，淅淅 (xī) 恶风，翕翕 (xī) 发热，鼻鸣干呕者，桂枝汤主之。**

太阳病，头痛发热，汗出恶风者，桂枝汤主之。

【白话译文】

患太阳中风证，卫阳抗邪而浮盛于外，营阴不能内守而弱于内，卫阳浮盛于外就会发热，营阴不能内守则会汗自出。患者畏缩怕冷，瑟瑟恶风，发热感觉像羽毛披覆在身上一样温和，并伴有鼻息鸣响和干呕等症状的，可用桂枝汤进行治疗。

患太阳病，只要有头痛、发热、出汗、怕风症状出现的，可用桂枝汤治疗。

弱脉

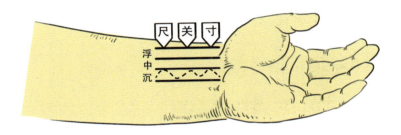

桂枝汤方

　　桂枝（去皮）、芍药、生姜（切）各9克，甘草（炙）6克，大枣（擘）12枚。

　　用法：以上五味药，㕮咀（fǔ jǔ）桂枝（去皮）、芍药、甘草（炙）三味。以水1400毫升，微火煮取600毫升，去滓。适寒温服200毫升，服已须臾，啜（chuò）热稀粥200毫升余，以助药力，温覆令2个小时，遍身漐漐（zhé）微似有汗者益佳，不可令如水流漓，否则伤阳耗阴，病必不除。

㕮咀：用口咬碎，此处的意思是将药物碎成小块。

啜：喝。

漐漐：微微出汗，身体潮湿。

周时：一昼夜。

五辛：泛指有辛辣气味的食物。《本草纲目》以小蒜、大蒜、韭、芸苔、胡荽为五辛。

功效解析：解肌发汗，调和营卫。主治外感风寒表虚证。症见头痛发热、汗出恶风、口不渴、鼻鸣干呕、舌苔薄白、脉浮缓或浮弱。

若一服汗出病差，停后服，不必尽剂；若不汗，更服依前法；又不汗，后服小促其间，半日许，令三服尽；若病重者，一日一夜服，周时观之。服一剂尽，病证犹在者，更作服；若汗不出，乃服至二三剂。禁生冷、黏滑、肉面、五辛、酒酪、臭恶等物。

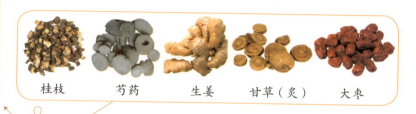

桂枝　　芍药　　生姜　　甘草（炙）　　大枣

《伤寒论》中的常用药物：桂枝

性味与归经 味辛、甘，温。归心、肺、膀胱经。

功能与主治 发汗解肌，温通经脉，助阳化气，平冲降气。用于风寒感冒、脘腹冷痛、血寒经闭、关节痹痛、痰饮、水肿、心悸、奔豚等。

用法与用量 3～10克，煎服。

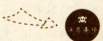

上焦有热及常患血证者忌之。

项背强几几：病证名，指颈项、背部牵强不舒，俯仰不能自如。几几，形容短羽幼鸟伸颈欲飞而不能之状。

太阳病，项背强几几（shū）者，反汗出恶风者，桂枝加葛根汤主之。

太阳病，下之后，其气上冲者，可与桂枝汤，方用前法。若不上冲者，不得与之。

太阳病三日，已发汗，若吐、若下、若温针，仍不解者，此为坏病，桂枝不中与之也。观其脉证，知犯何逆，随证治之。桂枝本为解肌，若其人脉浮紧，发热汗不出者，不可与之也。常须识（zhì）此，勿令误也。

【白话译文】

患太阳病，出现项部连背部强直拘急，俯仰不得自如，反而出汗、怕风的症状，可用桂枝加葛根汤主治。

患太阳病，误用了泻下药之后，患者自觉胸中有气逆上冲，可以用桂枝汤治疗，服药方法同前。若误下后没有气逆上冲之感，则不能用桂枝汤治疗。

患太阳病三日，已经用过发汗方法，又用过涌吐或攻下、温针等法治疗后，病情仍没有好转，这是之前错误的治疗使病情变化了，这时桂枝汤就不适用了。应当了解其脉象、症状变化，通过具体分析，得出病变矛盾的主要方面，然后随症选择治疗方法。桂枝汤本来的作用是解除肌表之邪，假使患者的脉象浮紧，发热而无汗，不可用桂枝汤，应常记着桂枝汤的宜忌，不要犯使用不当的错误。

其气上冲：患者自觉胸中有气上冲。

温针：是针刺与艾灸合用的一种方法。操作时，针刺一定穴位，将艾绒缠于针柄上点燃，以使热气透入穴位。

坏病：变证。由于用错了治疗方法而使病情发生反常变化，症状复杂，不在六经范畴内。

识：记住。

🖊️ 读书笔记

艾灸疗法

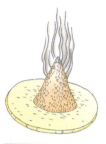
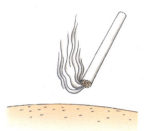
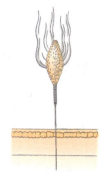

隔姜灸
用大片生姜，上放艾炷烧灼，一般可灸3～5壮。除隔姜灸外，还有隔蒜片灸、隔盐灸、隔附子片灸等

艾条灸
用艾绒卷成直径1.5～2厘米的艾条，一端点燃后熏灸患处，但不碰到皮肤。一般可灸10～15分钟

温针灸
在针刺之后，用针尾裹上艾绒点燃加温，可烧1～5次

艾灸是用艾绒做成大小不同的艾炷，或用纸卷成艾条，在穴位上火疼痛处烧灼熏蒸的一种治疗方法，一般适用于气血不足、中气不足等虚证，及脾胃虚寒、风寒痹症等寒证。此处是几种常用的灸法，其中，上文所说的就是温针灸。

酒客：平素嗜好饮酒的人。

若酒客病，不可与桂枝汤，得之则呕，以酒客不喜甘故也。

喘家：素有喘病的人。

喘家，作桂枝汤加厚朴（pò）杏子，佳。

【白话译文】

平素嗜酒的人，若患了太阳中风证，不应用桂枝汤治疗，若服用了桂枝汤，就会出现呕吐的症状，这是由于嗜酒的人多湿热内蕴，而桂枝汤是辛甘温之剂，用后更助热留湿的缘故。

素有喘病的人，患了太阳中风证，引动喘疾发作，治以桂枝汤加厚朴、杏仁，颇有效果。

凡服桂枝汤吐者，其后必吐脓血也。

太阳病，发汗，遂漏不止，其人恶风，小便难，四肢微急，难以屈伸者，桂枝加附子汤主之。

太阳病，下之后，脉促胸满者，桂枝去芍药汤主之。

若微寒者，桂枝去芍药加附子汤主之。

漏：渗泄不止的意思，在这里形容汗出不断。

急：拘急，屈伸运动不能自如。

脉促：脉象较快而有力。

微寒：稍微恶寒。也有认为是脉微而恶寒。

【白话译文】

凡是身体内有热毒内痈的人，服用桂枝汤而发生呕吐，以后可能会出现吐脓血的不良反应，要慎用桂枝汤。

患太阳病，用了发汗的方法，却发汗太过，导致出现汗出淋漓不止、怕风、小便困难、四肢微感拘急疼痛、屈伸困难的症状，用桂枝加附子汤主治。

患太阳病，误用攻下之后，出现脉象急促、短促，胸部胀闷症状，用桂枝去芍药汤主治。

如果出现微恶寒，是误下后胸阳不振，又兼阳气不足而致，用桂枝去芍药加附子汤主治。

读书笔记

促脉

太阳病，得之八九日，如疟（nüè）状，发热恶寒，热多寒少，其人不呕，清便欲自可，一日二三度发。脉微缓者，为欲愈也。脉微而恶寒者，此阴阳俱虚，不可更发汗、更下、更吐也；面色反有热色者，未欲解也，以其不能得小汗出，身必痒，宜桂枝麻黄各半汤。

【白话译文】

患太阳病，已经得了八九天，患者发热怕冷，发热的时间较长，怕冷的时间较短，一天发作两三次，似疟疾一般，患者不呕吐，大小便正常，即邪气淤滞在表。此时，若脉象渐趋调匀和缓的，是邪气去、正气复的征象，疾病即将痊愈。若脉象微弱而怕冷，是表里阳气皆虚，可能因误用汗、吐、下所致，因此，就不能再用发汗、攻下、涌吐的方法治疗了。若面部反而出现潮红色的，表明邪气仍淤滞在肌表未能解除，患者皮肤还一定有瘙痒的症状，宜用桂枝麻黄各半汤治疗。

如疟状：发热恶寒呈阵发性，发无定时，好像疟疾的样子。

脉微缓：脉象已不浮紧，有渐趋于和缓之态。

阴阳俱虚：表里都虚。这里的阴阳指表里言。

读书笔记

太阳病，初服桂枝汤，反烦不解者，先刺风池、风府，却与桂枝汤则愈。

服桂枝汤，大汗出，脉洪大者，与桂枝汤，如前法。若形似疟，一日再发者，汗出必解，宜桂枝二麻黄一汤。

服桂枝汤，大汗出后，大烦渴不解，脉洪大者，白虎加人参汤主之。

风府、风池

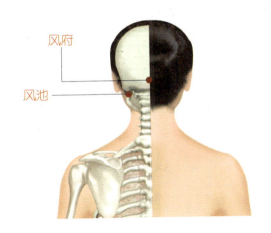

风府
风池

【白话译文】

患太阳病，患者服了桂枝汤，不仅表证未解，反而增添了烦闷不安的感觉，此乃邪气淤滞太甚所致。治疗应当先针刺风池、风府，以疏经泄邪，然后再给予桂枝汤就可痊愈。

风池：足少阳胆经穴名，在颈部，当枕骨之下，与风府相平，胸锁乳突肌与斜方肌上端凹陷处。可治热病汗不出、偏正头痛、颈项强直等证。

风府：督脉经穴名，在项后，当后发际正中直上1寸，枕外隆凸直下，两侧斜方肌之间凹陷处。可治头项强痛、中风、偏枯、头痛项强等证。

大烦渴不解：烦是心烦，渴是口渴，形容烦渴得厉害，且不能缓解，是病未愈的意思。

脉洪大：脉形盛大如洪水泛滥，觉洪满指，但来盛去衰。

服了桂枝汤以后，出现大汗淋漓、脉象洪大的症状，说明表证仍在，仍可用桂枝汤，应遵照服药的调护方法。假如发热、怕冷交替发作，就像疟疾一样，一日发作两次，用小发汗法就能治愈，宜用桂枝二麻黄一汤。

患太阳中风证，服了桂枝汤后，出很多汗，患者出现心烦口渴很厉害、饮水不能缓解、脉象洪大的症状，为邪传阳明，热盛而津伤，用白虎加人参汤主治。

洪脉

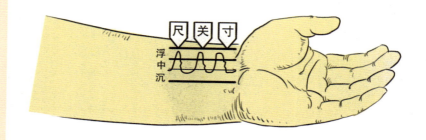

白虎+人参汤方

知母18克，石膏（碎，绵裹）50克，粳米9克，甘草（炙）6克，人参9克。

用法：以上五味药，以水2升，煮米熟汤成，去滓。温服200毫升，日3服。

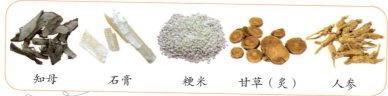

| 知母 | 石膏 | 粳米 | 甘草（炙） | 人参 |

功效解析：清热泻火，益气生津。主治伤寒或温病。症见里热盛而气阴不足、发热、烦渴、口舌干燥、汗多、脉大无力。

《伤寒论》中的常用药物：**甘草**

性味与归经　味甘，平。归心、肺、脾、胃经。

功能与主治　补脾益气，清热解毒，祛痰止咳，缓急止痛，调和诸药。用于脾胃虚弱，倦怠乏力，心悸气短，咳嗽痰多，四肢挛急疼痛，痈肿疮毒，缓解药物毒性、烈性。

用法与用量　内服：2～10克，煎服。

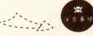

不可与海藻、大戟、甘遂、芫花同用。

太阳病，发热恶寒，热多寒少，脉微弱者，此**无阳**也，不可发汗；宜桂枝二越婢 (bì) 一汤。

　　服桂枝汤，或下之，仍头项强痛，翕翕发热，无汗，心下满，微痛，小便不利者，桂枝去桂加茯苓白术 (zhú) 汤主之。

无阳：阳气虚弱。

越婢："婢"与"脾"古字通用，《玉函经》方后煎法，二"婢"字均作"脾"，可证。成注：发越脾气，通行津液。

【白话译文】

　　患太阳病，出现发热、怕冷，发热的时间长，怕冷的时间短，一天发作两三次，并见心烦、口渴，为表郁兼内热之证，可用桂枝二越婢一汤治疗。若患者脉象微弱，这是阳气虚弱，发汗法不能治愈。

　　服了桂枝汤，或使用了泻下法后，患者仍然头痛，颈部拘紧不柔和，犹如皮毛覆盖在身上一样发热、无汗，胃脘部胀满，微感疼痛，小便不通畅者，用桂枝汤去桂加茯苓白术汤主治。

🌀 **伤寒，脉浮，自汗出，小便数，心烦，微恶寒，脚挛 (luán) 急，反与桂枝汤，欲攻其表，此误也。得之便厥 (jué)，咽中干，烦躁，吐逆者，作甘草干姜汤与之，以复其阳；若厥愈足温者，更作芍药甘草汤与之，其脚即伸；若胃气不和，谵 (zhān) 语者，少与调胃承气汤；若重发汗，复加烧针者，四逆汤主之。**

挛急：伸展不利。

厥：手足发冷。

谵语：神志不清，胡言乱语。

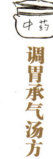

调胃承气汤方

功效解析：缓下热结。主治阳明腑实证。症见大便不通、恶热口渴、舌苔黄、脉滑数，以及胃肠积热引起的发斑吐衄、口齿咽痛等。

大黄（去皮，清酒洗）12 克，甘草（炙）6 克，芒硝 15 克。

用法：以上三味药，以水 600 毫升，先煮大黄、甘草，煮取 200 毫升，去滓，内芒硝，更上火微煮令沸。少少温服之。

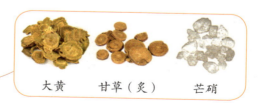

大黄　　甘草（炙）　　芒硝

《伤寒论》中的常用药物：大黄

性味与归经　味苦，寒。归脾、胃、大肠经。

功能与主治　泻下攻积，清热泻火，凉血解毒，逐瘀通经，利湿退黄。用于实热积滞便秘、血热吐衄、目赤咽肿、痈肿疔疮、肠痈腹痛、瘀血经闭、产后瘀阻、跌打损伤、湿热痢疾、黄疸尿赤、淋证、水肿；外治水火烫伤。酒大黄善清上焦血分热毒，用于目赤咽肿、齿龈肿痛。熟大黄泻下力缓，泻火解毒，用于火毒疮疡。大黄炭凉血化瘀止血，用于血热有瘀出血证。

用法与用量　3～15克，用于泻下不宜久煎。外用：适量，研末调敷患处。

精血津液亏虚、表证、虚寒证均禁用大黄。

四逆汤方

甘草（炙）6克，干姜4.5克，附子（生用）10克。

用法：以上三味药，以水600毫升，煮取240毫升，去滓，分二次温服。身体强壮之人可将附子与干姜加倍。

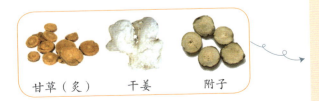

甘草（炙）　干姜　附子

功效解析：回阳救逆。主治太阳病误汗亡阳、脉况迟微细者。

【白话译文】

患伤寒病，出现脉浮、自汗出、小便频数、心烦、轻微怕冷、两小腿肚拘急疼痛、难以屈伸的症状，是太阳中风兼阳虚阴亏证，治疗方法应选择扶阳解表，而单用桂枝汤解表，这是错误的治法。服药后就出现了四肢冰冷、咽喉干燥、烦躁不安、呕吐等症状，是误治导致阴阳两虚。治疗应该先给予甘草干姜汤，以恢复患者的阳气。若服了甘草干姜汤后四肢厥冷转愈而见两腿温暖，说明阳气已复。然后再给予芍药甘草汤来复阴，阴液恢复，患者两小腿肚拘急疼痛即可解除，两腿即可自由伸展。若误汗伤津，致肠胃燥实而气机不调和，出现胡言乱语等症状，可与少量调节胃气的承气汤治疗。若反复发汗，又复用烧针强迫发汗，汗多亡阳，导致少阴阳衰，应当用四逆汤主治。

🍂 **问曰：证象阳旦**，按法治之而增剧，厥逆，咽中干，两胫（jìng）拘急而谵语。师曰：至夜半手足当温，两脚当伸。后如师言，何以知此？

答曰：寸口脉浮而大，浮则为风，大则为虚，风则生微热，虚则两胫挛，病形象桂枝，因加附子参其间，增桂令汗出，附子温经，亡阳故也。厥逆咽中干，烦躁，阳明内结，谵语，烦乱，更饮甘草干姜汤，夜半阳气还，两足当热；胫尚微

证象阳旦：证候与阳旦汤证相似。《金匮要略·妇人产后病脉证并治》注："阳旦汤，即桂枝汤。"

胫：小腿，从膝盖到脚跟的一段。

拘急，重与芍药甘草汤，尔乃胫伸；以承气汤微溏（táng），则止其谵语，故知病可愈。

【白话译文】

问：患者的症状像是应该用桂枝汤的证候，便按照桂枝汤证的治法进行治疗，反而导致病情加剧，出现四肢冰冷、咽喉干燥、两小腿肌肉拘急疼痛、胡言乱语等症状，老师预测到了患者半夜手足会变得温暖，两腿会舒展，病情后来的发展果然如老师说的那样，老师怎么知道会发生这样的情况呢？

老师答：患者寸口脉搏浮而大，浮是感受风邪，大是虚的表现，感受风邪就会引起轻微发热，正气虚弱就会引起两小腿肌肉拘挛疼痛。虽然症状很像桂枝汤证，其实不是桂枝汤证，而是太阳中风兼阴阳两虚证。因此，在治疗时必须用桂枝汤加附子以温经发汗。但是医者却单用桂枝汤发汗，导致汗出亡阳，并兼阴液亏虚，导致患者出现四肢冰冷、咽喉干燥、烦躁不安等症状。治疗应先给予甘草干姜汤，服药后阳气于半夜恢复，两腿由厥冷转温暖。但两小腿肌肉拘挛疼痛尚未解除，于是再给予芍药甘草汤，服药后，阴液得复，两脚便可自由伸展了。若误汗伤阴，导致阳明燥屎内结，就会出现胡言乱语、心中烦乱不安等症状，应当用承气汤攻下里实。服药后大便微见稀溏的，为燥屎得去，胡言乱语等症状就会停止，疾病即可痊愈。

辨太阳病脉证并治（中）

🌀 太阳病，项背强几几，无汗恶风，葛根汤主之。

太阳与阳明合病者，必自下利，葛根汤主之。

合病：两经或三经证候同时出现，谓之合病。

太阳伤寒之葛根汤证

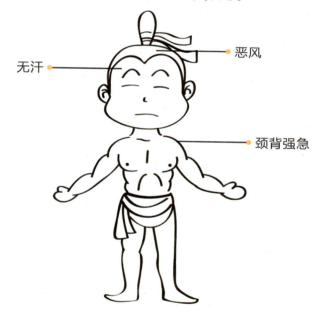

无汗

恶风

颈背强急

读书笔记

【白话译文】

患太阳病，颈背部拘紧不柔和，不能自如俯仰，且无汗怕风，用葛根汤主治。

太阳与阳明两经同时感受外邪而发病，出现发热、怕冷、头痛无汗等表证，又见腹泻，用葛根汤主治。

中药

葛根汤方

　　葛根 12 克，麻黄（去节）、生姜（切）各 9 克，桂枝（去皮）、甘草（炙）、芍药各 6 克，大枣（擘）12 枚。

　　用法：以上七味药，以水 2 升，先煮麻黄、葛根，减至 400 毫升，去上沫，纳诸药，再煮取 600 毫升，去滓，每次温服 200 毫升，覆取微似汗。

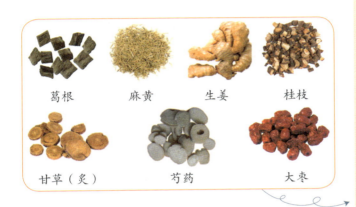

葛根	麻黄	生姜	桂枝
甘草（炙）	芍药	大枣	

功效解析：发汗解毒，升津舒筋。主治外感风寒、筋脉失养证。症见恶寒发热、头痛项强、无汗、苔薄白、脉浮紧。

《伤寒论》中的常用药物：葛根

性味与归经　味甘、辛，凉。归脾、胃、肺经。

功能与主治　解肌退热，生津止渴，透疹，升阳止泻，通经活络，解酒毒。用于外感发热头痛、项背强痛、口渴、消渴、麻疹不透、热痢、泄泻、眩晕头痛、中风偏瘫、胸痹心痛、酒毒伤中等。

用法与用量　内服：10～15 克，煎服。退热透疹生津止渴宜用生品，升阳止泻宜用煨制品。

注意事项

表虚多汗、脾胃虚寒等证者不宜；风寒感冒发热、项强不宜单用。

📝 读书笔记

🐌 **太阳与阳明合病，不下利，但呕者，葛根加半夏汤主之。**

太阳病，桂枝证，医反下之，利遂 (suí) 不止，脉促者，表未解也，喘而汗出者，葛根黄芩 (qín) 黄连汤主之。

遂：于是的意思。

【白话译文】

太阳与阳明合病，没有下利，但有呕吐，用葛根加半夏汤主治。

患太阳病，证属桂枝汤证，本当用汗法，医者却反用下法，导致患者腹泻不止，脉象急促、短促，是表证尚未解除的表现，若出现气喘、汗出等内热证，则用葛根黄芩黄连汤主治。

葛根黄芩黄连汤方

葛根 15 克，甘草（炙）6 克，黄芩、黄连各 9 克。

用法：以上四味药，以水 1600 毫升，先煮葛根，减 400 毫升，纳入诸药，煮取 400 毫升，去滓，分二次温服。

功效解析：表里两解，清热止利。主治表证未解、热邪入里证。症见身热、下利臭秽、肛门灼痛、胸脘烦热、口干作渴或喘而汗出、舌红苔黄、脉数或促。

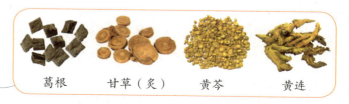

| 葛根 | 甘草（炙） | 黄芩 | 黄连 |

《伤寒论》中的常用药物：**黄芩**

性味与归经	味苦，寒。归肺、胃、胆、大肠、小肠经。
功能与主治	清热燥湿，泻火解毒，安胎，止血。用于湿温、暑湿、胸闷呕恶、湿热痞满、泻痢、黄疸、肺热咳嗽、高热烦渴、血热吐衄、痈肿疮毒、胎动不安。
用法与用量	内服：3～10克，煎服。清热多生用，安胎多炒用，止血多炒炭用，清上焦热多用酒炒用。子芩偏泻大肠火，清下焦湿热；枯芩偏泻肺火，清上焦热。

注意事项

气血不足等虚证、寒证不宜使用。

🌀 太阳病，头痛发热，身疼腰痛，骨节疼痛，恶风，无汗而喘者，麻黄汤主之。

　　太阳与阳明合病，喘而胸满者，不可下，宜麻黄汤。

读书笔记

【白话译文】

　　患太阳病，表现为头痛、发热、身体疼痛，腰痛，关节疼痛，怕风，无汗而气喘，脉浮紧的，属太阳伤寒证，用麻黄汤主治。

太阳与阳明同时感受外邪而发病，气喘而胸部出现胀闷者，表明表邪郁闭较甚，病情偏重于表，不可攻下，宜用麻黄汤发汗解表。

太阳伤寒之麻黄汤证

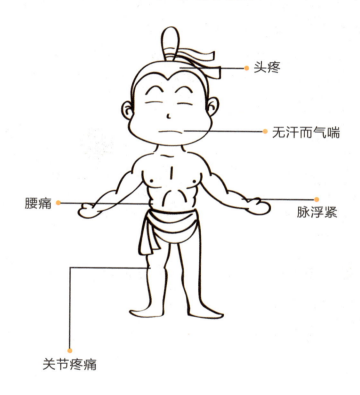

头疼

无汗而气喘

腰痛

脉浮紧

关节疼痛

麻黄汤方

麻黄（去节）6 克，桂枝 4 克，杏仁（去皮尖）9 克，甘草（炙）3 克。

用法：以上四味药，以水 1800 毫升，先煮麻黄减 400 毫升，去上沫，内诸药，煮取 500 毫升，去滓，温服 160 毫升，覆取微似汗，不须啜粥，余如桂枝法将息。

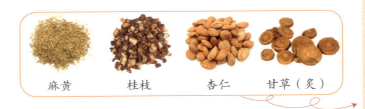

| 麻黄 | 桂枝 | 杏仁 | 甘草（炙） |

功效解析：发汗解表，宣肺平喘。主治外感风寒表实证。症见恶寒发热、诸身疼痛、无汗且喘、舌苔薄白、脉浮紧。

《伤寒论》中的常用药物：麻黄

性味与归经　味辛、微苦，温，归肺、膀胱经。

功能与主治　发汗解表，宣肺平喘，利水消肿。用于风寒感冒、胸闷喘咳、风水浮肿。

用法与用量　煎服，2~9g。

注意事项

凡表虚自汗、阴虚盗汗及肺肾虚喘者均当忌用。

读书笔记

太阳病，十日以去，脉浮细而嗜卧者，外已解也。设胸满胁痛者，与小柴胡汤。脉但浮者，与麻黄汤。

【白话译文】

患太阳病已达十日以上，脉由浮紧变为浮细，经常困倦嗜卧，或常欲睡，标志着表邪已解，是将要痊愈的表现。如果胸满胁痛，说明邪入少阳，枢机不利，宜用小柴胡汤和解少阳。如果还是浮脉，说明表邪仍在太阳，仍当用麻黄汤发汗。

细脉

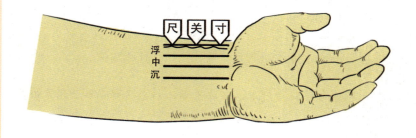

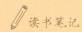

读书笔记

小柴胡汤方

柴胡12克，黄芩、半夏（洗）、生姜（切）各9克，人参6克，甘草（炙）5克，大枣（擘）4枚。

用法：以上七味药，以水2400毫升，煮取1200毫升，去滓，再煎取600毫升，日三服。

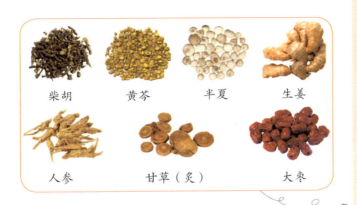

柴胡　　　黄芩　　　半夏　　　生姜

人参　　　　甘草（炙）　　　大枣

功效解析：和解少阳。主治伤寒少阳证。症见往来寒热、胸胁苦满、默默不欲饮食、心烦喜呕、口苦、咽干、头晕、舌苔薄白、脉弦。

《伤寒论》中的常用药物：柴胡

性味与归经　味辛、苦，微寒。归肝、胆、肺经。

功能与主治　疏风退热，疏肝解郁，升举阳气。用于感冒发热、寒热往来、胸胁胀痛、月经不调、子宫脱垂、脱肛等。

用法与用量　内服：3～10克，煎服。退热宜用生品，舒肝解郁用醋制品。

阴虚阳亢、肝风内动、阴虚火旺及气机上逆者慎用或忌用。

读书笔记

厥逆：四肢厥冷。

筋惕肉瞤：筋肉跳动。由于亡阳脱液，筋肉得不到照濡所致。

太阳中风，脉浮紧，发热恶寒，身疼痛，不汗出而烦躁者，大青龙汤主之。若脉微弱，汗出恶风者，不可服之；服之则厥逆，筋惕（tì）肉瞤（rún），此为逆也。

【白话译文】

患太阳中风证，出现脉象浮紧、发热、怕冷、周身疼痛、汗不得出而烦躁不安的症状，用大青龙汤主治。假如出现脉象微弱、汗出怕风的症状，不可服用大青龙汤；万一误服，就会出现四肢厥冷、筋肉跳动的症状，这是因误治而使病情加剧的表现。

乍：偶尔。

无少阴证：没有少阴的阴盛阳虚证候。

伤寒，脉浮缓，身不疼，但重，乍有轻时，无少阴证者，大青龙汤发之。

【白话译文】

外感风寒之邪，症见脉象浮缓，身体不疼痛，仅感沉重，偶有减轻，若有发热、怕冷、无汗、烦躁等大青龙汤证主证，而又无少阴的阳衰阴盛征象，可以用大青龙汤发汗解表兼以清里。

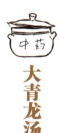

大青龙汤

麻黄（去节）12克，桂枝（去皮）4克，甘草（炙）5克，杏仁（去皮、尖）6克，生姜（切）9克，大枣（擘）10枚，石膏（碎）20克。

用法：以上七味药，以水1800毫升，先煮麻黄，减400毫升，去上沫，纳诸药，煮取600毫升，去滓，温服200毫升。取微似汗。汗出多者，温粉粉之，一服汗者，停后服。若复服，汗多亡阳，恶风烦躁，不得眠。

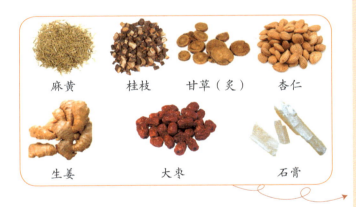

| 麻黄 | 桂枝 | 甘草（炙） | 杏仁 |
| 生姜 | 大枣 | | 石膏 |

功效解析：发汗解表，清热除烦。主治外感风寒兼有里热证。症见恶寒发热、头身疼痛、无汗、烦躁、口渴、脉浮紧。

《伤寒论》中的常用药物：大枣

性味与归经　味甘，温。归脾、胃经。

功能与主治　补中益气，养血安神。用于脾虚食少、乏力便溏、妇人脏躁等。

用法与用量　6～15克，劈破煎服。

养生寄语

湿热者忌用。久食助湿生热引起中满。

表不解：表证还
没有解除。

噎：食时发生
噎塞。

伤寒表不解，心下有水气，干呕，发热而咳，或渴，或利，或噎（yē），或小便不利、少腹满，或喘者，小青龙汤主之。

伤寒，心下有水气，咳而微喘，发热不渴；服汤已，渴者，此寒去欲解也；小青龙汤主之。

【白话译文】

患伤寒病，表证未解，心胸之下有水饮之邪，患者出现干呕、发热、咳嗽，或兼口渴，或兼下利，或兼噎塞，或兼小便不利、小腹满，或兼气喘，用小青龙汤主治。

患外感病，表证未解，水饮停聚，出现咳嗽、气喘、发热、怕冷、口不渴的症状，可用小青龙汤主治。若服小青龙汤后口渴，为外寒得去，内饮得化，是病情将要痊愈的征象。

读书笔记

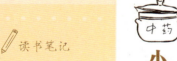

小青龙汤方

麻黄（去节）、芍药、半夏（洗）各9克，细辛、干姜、五味子各3克，甘草（炙）、桂枝（去皮）各6克。

用法：以上八味药，以水2升，先煮麻黄，减400毫升，去上沫，内诸药，煮取600毫升，去滓，温服200毫升。

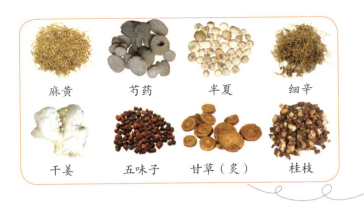

麻黄	芍药	半夏	细辛
干姜	五味子	甘草（炙）	桂枝

功效解析：解表散寒，温肺化饮。主治外寒里饮证。症见恶寒发热、头身疼痛、无汗、喘咳、痰涎清稀而量多、胸痞，或干呕，或痰饮喘咳、不得平卧，或身体疼重、头面四肢浮肿、舌苔白滑、脉浮。

《伤寒论》中的常用药物：**干姜**

性味与归经	味辛，热。归脾、胃、肾经。
功能与主治	温中散寒，回阳通脉，温肺化饮。用于脘腹冷痛、呕吐泄泻、肢冷脉微、痰饮喘咳等。
用法与用量	3～10克，煎服。

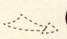

热证、阴虚阳亢、阴虚咳嗽吐血、表虚有热汗出、自汗盗汗、热呕腹痛者忌用。孕妇慎用。

太阳病，外证未解，脉浮弱者，当以汗解，宜桂枝汤。

太阳病，下之微喘者，表未解故也，桂枝加厚朴、杏仁汤主之。

外证：表现于外的证候。此处指的是太阳病恶寒、发热、头痛、脉浮之表证。

太阳病，外证未解，不可下也，下之为逆，欲解外者，宜桂枝汤。

太阳病，先发汗不解，而复下之，脉浮者不愈。浮为在外，而反下之，故令不愈。今脉浮，故在外，当须解外则愈。宜桂枝汤。

【白话译文】

患太阳病，在外表证未解，脉象浮弱，仍当解以汗法，宜用桂枝汤。

患太阳病，误用攻下法，表证未除，又出现轻度气喘，是表邪郁闭、内迫于肺的缘故，用桂枝加厚朴杏仁汤主治。

患太阳病，表证没有解除的时候，切不可用泻下的方法。如果使用下法，就违反了治疗规律而使病变加剧。想要解除表证，宜用桂枝汤。

患太阳病，发汗后表证未解，然后再用泻下的方法，如果当时脉象浮，则疾病不好痊愈。病在外，反而用下法，疾病也不易痊愈。脉浮，病在外，宜用桂枝汤解表，自然会痊愈。

读书笔记

太阳病，脉浮紧，无汗发热，身疼痛，八九日不解，表证仍在，此当发其汗。服药已微除，其人发烦，目瞑(míng)，剧者必衄(nǜ)，衄乃解。所以然者，阳气重故也。麻黄汤主之。

【白话译文】

患太阳伤寒病至八九天，若脉象浮紧、无汗、发热、身疼痛等表证依然存在，仍当用麻黄汤发汗解表。服药后，轻者即能一汗而解。但在出汗之时，内郁之阳气振发，正气将伸未伸之际，有发烦、闭目不欲见物之感。待汗出邪解后，可自然消失。阳郁较重者，服用麻黄汤虽能去外闭之寒，但内郁之热则有可能随之升腾，可导致流鼻血。流完鼻血后，邪热随之外泄，病情即可得到缓解。

太阳病，脉浮紧，发热，身无汗，自衄者，愈。

二阳并病，太阳初得病时，发其汗，汗先出不彻，因转属阳明，续自微汗出，不恶寒。若太阳病证不罢者，不可下，下之为逆，如此可小发汗。设面色缘缘正赤者，阳气怫(fú)郁在表，当解之熏之。若发汗不彻，不足言，阳气怫郁不得越，当汗不汗，其人烦躁，不知痛处，乍在腹中，乍在四肢，按之不可得，其人短气，但坐以汗出不彻故也，更发汗则愈。何以知汗出不彻，以脉涩故知也。

目瞑：眼睛闭合，不欲睁开。

衄：鼻出血。

阳气重：指外邪束表，卫阳受其郁遏较重。

并病：一经证候未罢，又出现另一经证候。

彻：指病没除，"彻"当"除"字讲。

逆：方向相反。

037

涩脉

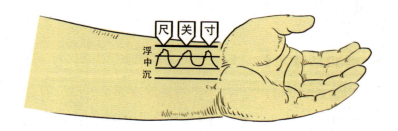

【白话译文】

太阳表证，患者如果出现脉象浮紧、发热、周身无汗、自发地流鼻血，疾病就可以痊愈。

如果太阳病证没有痊愈，又出现阳明病，就成为太阳与阳明并病。开始得的太阳表证，可用发汗法治疗，如果出汗了，疾病没好，则会转属阳明，会微微地绵绵不断地出汗，全身不发冷，可用小剂量的（发汗药）发汗。假如患者整个面色都红，这是太阳表证未解，还应该以小剂量（发汗药）发汗的方法，来解其怫郁在表的外邪，或者是熏洗的办法，稍稍出点儿汗就好。太阳病发汗，因出汗过少，使外邪不得宣泄，阳气因而怫郁在表。表闭阳郁，患者心烦躁动，烦躁时全身不适，身上哪儿都疼，没有定处，有时候在四肢，有时候在腹中，但按之，又找不到位置。由于阳郁不伸，肺气不利，所以患者出现气促的症状。这些病证均因当汗不汗或汗出不彻底所致，所以治疗应当

读书笔记

再发汗。如何知道是发汗不彻底呢？邪气凝滞，血液受阻，所以脉象也涩，是出汗不彻底的佐证。

太阳表证及二阳并病

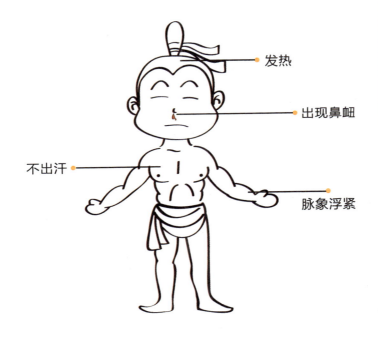

发热

出现鼻衄

不出汗

脉象浮紧

起因

太阳病初期，因发汗太轻，以致邪气内迫于里，从而转属阳明。

治疗

二阳并病而太阳表证未解的，用轻微发汗法治疗。患者出现满面通红，用发汗法及熏蒸法治疗。

读书笔记

🌀 脉浮数者，法当汗出而愈，若下之，身重，心悸（jì）者，不可发汗，当自汗出乃解。所以然者，尺中脉微，此里虚，须表里实，津液自和，便自汗出愈。

脉浮紧者，法当身疼痛，宜以汗解之；假令尺中迟者，不可发汗。何以知其然？以荣气不足，血少故也。

脉浮者，病在表，可发汗，宜麻黄汤。

脉浮而数者，可发汗，宜麻黄汤。

须：等待。

尺中迟者：尺脉的至数一息不足四至，与紧相较，应是迟而无力。

【白话译文】

脉象浮数，理应使邪气从汗液中排出而解，倘若误用下法，以致发生身体重、心悸动，此时不可再用发汗的方法。应该是自动出汗，其病才得以解除。之所以是这样，是因为尺脉微弱，这是里气不足的标志，等待表里之气趋于恢复，津液通和，便会自动出汗从而疾病痊愈。

脉象浮紧是太阳伤寒表实证的脉象，理应出现身体疼痛等症状，宜用发汗法来解表祛邪。如果尺部脉迟，则不能发汗。为什么呢？因为迟脉主营气不足、阴血虚少，发汗会更伤营血，引起变证。

脉象浮，兼见发热、恶风寒、头身痛、无汗等症状，属于伤寒表实证者，可以使用麻黄汤辛温发汗。

📖 读书笔记

脉象浮而数的，主病在表，治疗可用发汗法，如见发热、畏寒、头身疼痛、无汗等太阳伤寒证，宜用麻黄汤。

❧ **病常自汗出者，此为荣气和，荣气和者，外不谐，以卫气不共荣气谐和故尔；以荣行脉中，卫行脉外，复发其汗，荣卫和则愈，宜桂枝汤。**

病人脏无他病，时发热自汗出而不愈者，此卫气不和也。先其时发汗则愈，宜桂枝汤。

伤寒，脉浮紧，不发汗，因致衄者，麻黄汤主之。

伤寒，不大便六七日，头痛有热者，与承气汤。其小便清者（一云大便青），知不在里，仍在表也，当须发汗。若头痛者必衄，宜桂枝汤。

伤寒，发汗已解，半日许复烦，脉浮数者，可更发汗，宜桂枝汤。

✎ 读书笔记

【白话译文】

患者经常出汗，这属于在内的营气和，而在外的卫气不和，卫气不能固护营阴，营阴失去屏障，不能内守，才经常出汗。由于营行于脉中，卫行于脉外，可以再用发汗的方法，使营卫趋于协调而疾病自愈，宜用桂枝汤。

患者脏腑虽然没有什么明显的病变，但有时发热、自汗出而不能痊愈，是因为卫阳浮盛而发热，营阴不能内守而自汗出。可在患者发热出汗之前，用桂枝汤发汗，使营卫重趋调和，疾病则可痊愈。

患太阳伤寒病，脉象浮紧，没有及时发汗，以致表闭更甚，邪气无从外泄，阳郁不能伸宣，上攻于阳络而出现鼻出血的症状，可用麻黄汤开表发汗、宣散外邪。

患太阳伤寒病，六七日没有大便，头痛有热，应当用承气汤攻其里热、泄热通腑。小便清长，表明里无热结，病邪在表，治疗应当解表发汗，可以选用桂枝汤。服用桂枝汤之后，如果出现头痛的表现，一定还会出鼻血，这是正常的现象。

太阳伤寒表证，经发汗后，表邪已解，过了半日，患者又出现发热、烦扰、脉象浮数的症状，可以再发其汗，宜用桂枝汤。

🌀 **凡病，若发汗、若吐、若下，若亡血、亡津液，阴阳自和者，必自愈。**

大下之后，复发汗，小便不利者，亡津液故也。勿治之，得小便利，必自愈。

下之后，复发汗，必振寒，脉微细。所以然者，以内外俱虚故也。

振寒：战栗恶寒。

下之后，复发汗，昼日烦躁不得眠，夜而安静，不呕，不渴，无表证，脉沉微，身无大热者，

干姜附子汤主之。

发汗后，身疼痛，脉沉迟者，桂枝加芍药生姜各一两人参三两新加汤主之。

【白话译文】

无论患什么疾病，采用发汗，或涌吐法，或泻下法治疗，而致耗血、伤津液，若阴阳能够自趋调和，就可自然痊愈。

经过峻烈地泻下之后，又用发汗的方法，以致小便不利，这是损伤了津液的缘故。这种情况不能使用利小便的方法治疗，等患者津液恢复后，小便就可通利，疾病即自然而愈。

泻下之后，又行发汗，出现怕冷、身体颤抖、脉象微细症状的，这是误下复汗，导致阴阳俱虚的缘故。

误用泻下之后，又误发其汗，必然导致阳气阴液更伤，内外俱虚，患者会出现白天烦躁、不能安静睡眠，夜晚精神萎靡昏昏欲睡而不烦躁，不作呕，无口渴，无表证，脉象沉微，身有微热的症状，用干姜附子汤主治。

患太阳病，用发汗法以后，患者出现身体疼痛、脉象沉迟，是发汗太过，营气损伤，用桂枝加芍药生姜各一两、人参三两、新加汤调和营卫。

沉脉

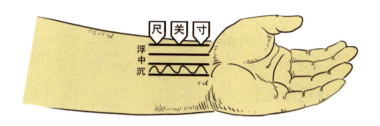

迟脉

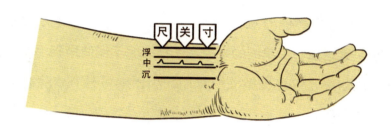

🌀 **发汗后，不可更行桂枝汤，汗出而喘，无大热者，可与麻黄杏仁甘草石膏汤。**

更行：再用。

【白话译文】

用发汗法后，患者出现出汗、气喘、怕冷症状，但头痛等表证已除，为热邪壅肺所致，不能再用桂枝汤，可以用麻黄杏仁甘草石膏汤治疗。

麻黄杏仁甘草石膏汤方

麻黄9克，杏仁9克（去皮、尖），甘草（炙）6克，石膏18克（碎，绵裹）。

用法：以上四味药，以水1400毫升，煮麻黄减400毫升，去上沫，内诸药，煮取400毫升，去滓，温服200毫升。

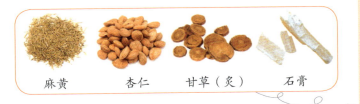

麻黄　　　杏仁　　　甘草（炙）　　　石膏

功效解析：宣肺泄热，止咳平喘。主治表邪未解、肺热咳喘证。症见身热不解、咳逆气急鼻煽、口渴、有汗或无汗、舌苔薄白或黄、脉浮而数者。

《伤寒论》中的常用药物：杏仁

性味与归经　味苦，微温。有小毒。归肺、大肠经。

功能与主治　降气止咳平喘，润肠通便。用于咳嗽气喘、胸满痰多、肠燥便秘等。

用法与用量　5～10克，煎服。宜打碎入煎，生品入煎剂宜后下；或入丸、散。

注意事项

本品苦泄，不宜用于阴虚咳嗽或虚喘患者。

✐ 读书笔记

叉手自冒心：指病者双手交叉覆搂于自己的心胸部位。叉手即两手交叉，冒即覆盖。

心下悸：指心胸部悸动不安。

奔豚：病名。证见自觉有气自小腹部发出，经胸部向咽喉一阵阵冲撞，腹部绞痛，并伴有幻听、幻视、语言荒诞等。

头眩：头目昏眩。

身为振振摇者：身体动摇不定。

🌀 **发汗过多，其人叉手自冒心，心下悸，欲得按者，桂枝甘草汤主之。**

发汗后，其人脐下悸者，欲作奔豚 (tún)，茯苓桂枝甘草大枣汤主之。

发汗后，腹胀满者，厚朴生姜半夏甘草人参汤主之。

【白话译文】

发汗太厉害，出汗太多，导致心阳虚弱，患者出现双手交叉覆盖心胸部位、心慌不宁的症状，需用手按捺才会感到舒适，用桂枝甘草汤主治。

用发汗法后，患者出现脐下跳动不宁、似奔豚将要发作的征象，用茯苓桂枝甘草大枣汤温养心阳、化气行水。

用发汗法后，致患者脾虚气滞，腹部出现胀满，用厚朴生姜半夏甘草人参汤主治。

🌀 **伤寒，若吐、若下后，心下逆满，气上冲胸，起则头眩，脉沉紧，发汗则动经，身为振振摇者，茯苓桂枝白术甘草汤主之。**

【白话译文】

患伤寒病，如果用涌吐或攻下的方法治疗以后，患者感觉胃脘部气逆闷满，并且有气上冲胸之感，起立时就感到头晕目眩，脉象沉紧，此时再用汗法以发其汗，就会扰动经脉之气，使身体晃动摇摆，宜用苓桂术甘汤主治。

茯苓桂枝白术甘草汤方

茯苓 12 克，桂枝（去皮）9 克，白术 6 克，甘草（炙）6 克。

用法：以上四味药，以水 1200 毫升，煮取 600 毫升，去滓，分温三服。

功效解析：温化痰饮，健脾利湿。主治中阳不足之痰饮。症见胸胁支满、目眩心悸、咳而气短、舌苔白滑、脉弦滑或沉紧。

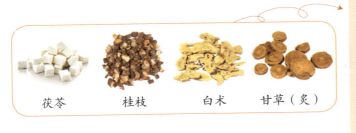

茯苓　　　桂枝　　　白术　　甘草（炙）

《伤寒论》中的常用药物：茯苓

性味与归经	味甘、淡，平。归心、肺、脾、肾经。
功能与主治	利水渗湿，健脾，安神。用于水肿尿少、痰饮眩悸、脾虚食少、便溏泄泻、心神不安、惊悸失眠等。
用法与用量	内服：10～15 克，煎服。

阴虚无湿热、虚寒滑精、气虚下陷者慎服。

✐ 读书笔记

🍃 **发汗，病不解，反恶寒者，虚故也，芍药甘草附子汤主之。**

发汗，若下之，病仍不解，烦躁者，茯苓四逆汤主之。

发汗后，恶寒者，虚故也；不恶寒，但热者，实也，当和胃气，与调胃承气汤。

【白话译文】

经过发汗治疗，疾病还没有痊愈，反而怕冷，是营卫虚弱的缘故，用芍药甘草附子汤主治。

经过发汗治疗，或用泻下法后，疾病仍然未痊愈，且患者出现烦躁不安、怕冷、肢冷、腹泻、脉沉微细等症状，可用茯苓四逆汤主治。

使用发汗法后，患者出现怕冷的症状，是正气虚弱的缘故；患者出现只发热不怕冷的症状，是邪气盛实的表现，应当泻实和胃，可用调胃承气汤治疗。

🍃 **太阳病，发汗后，大汗出，胃中干，烦躁不得眠，欲得饮水者，少少与饮之，令胃气和则愈。若脉浮，小便不利，微热消渴者，五苓散主之。**

发汗已，脉浮数，烦渴者，五苓散主之。

消渴：形容口渴之甚，饮不解渴，此处是症状，不是病名。

烦渴：因渴而烦，形容渴之甚。

【白话译文】

患太阳病，使用发汗法后，患者出汗很多，会使津液匮乏，而致胃中津液不足，患者可出现烦躁不安、不能安静睡眠的症状，口干想要喝水的，可以给予少量的水，使胃津恢复，胃气调和，就可以痊愈。若患者出现脉象浮、轻微发热、怕冷、小便不通畅、口干饮水而不止渴的症状，是太阳蓄水证，用五苓散主治。

发汗之后，脉象仍然浮数，为表邪未尽之象，并且烦渴的，用五苓散利水解表。

中药 五苓散方

猪苓（去皮）、白术、茯苓各10克，泽泻15克，桂枝（去皮）7克。

用法：以上五味药，捣为散。以白饮和服方寸匕，日三服。多饮暖水，汗出愈。如法将息。

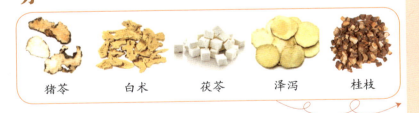

猪苓　　白术　　茯苓　　泽泻　　桂枝

方寸匕：古代量药的一种器皿，呈正方形，有柄。因其边长一寸，故名"方寸匕"。据考证其容量约合今之5毫升。

功效解析：利水渗湿，温阳化气。①蓄水证。症见小便不利、头痛发热、烦渴欲饮或水入口即吐、脉浮、舌苔白。②水湿内滞证。症见水肿、泄泻、小便不利、霍乱吐泻、暑热烦渴、身重等。③痰饮证。症见脐下动悸、吐涎沫而头眩或短气而咳喘等。

🌀 **伤寒，汗出而渴者，五苓散主之；不渴者，茯苓甘草汤主之。**

　　中风发热，六七日不解而烦，有表里证，渴欲饮水，水入则吐者，名曰⊙水逆，五苓散主之。

　　未持脉时，病人叉手自冒心，师因教试令咳而不咳者，此必两耳无闻也。所以然者，以重发汗，虚故如此。发汗后，饮水多必喘，以水⊙灌之亦喘。

水逆：因体内有蓄水，以致饮水不能受纳，饮入随即吐出。

持脉：即诊脉。

灌：沃也，即以水浇洒。

【白话译文】

　　患外感病，表现为发热出汗而又口渴的，用五苓散主治；口不渴，并出现四肢冷、心悸等，用茯苓甘草汤主治。

　　患太阳中风证，经过六七天还不痊愈，既有发热、怕冷、头痛等表证，又有心烦、小便不利等症状，若患者有口渴想喝水，喝水却马上呕吐的症状，就叫作水逆，用五苓散主治。

　　临床诊脉时见到患者双手交叉，扪护于前胸，医者让患者咳嗽一下，听一听患者咳嗽的声音。患者却没有反应，这是患者听不到的缘故。之所以会出现这样的情况，是因为反复使用发汗的方法，损伤了患者的心肾阳气。由于发汗，丧失水分太多，如果此时大量饮水，则会使水饮上逆于肺，就会出现喘息。汗后肌腠空虚，必须善为调摄，若

读书笔记

贸然洗浴，水寒之气易使毛窍闭塞，可导致肺气不宣，因而也引发喘病。

发汗后，水药不得入口为逆，若更发汗，必吐下不止。发汗、吐下后，虚烦不得眠；若剧者，必反复颠倒，心中懊憹（ào náo），栀子豉汤主之；若少气者，栀子甘草豉汤主之；若呕者，栀子生姜豉汤主之。

发汗，若下之，而烦热、胸中窒（zhì）者，栀子豉汤主之。

伤寒五六日，大下之后，身热不去，心中结痛者，未欲解也，栀子豉汤主之。

虚烦：指无形之邪热拓于胸膈，而无痰、水等实邪所致的心烦懊憹等证。不是虚证。

懊憹：懊恼，烦闷。

胸中窒：胸中憋闷不舒。

结痛：结塞且有痛感。

【白话译文】

用发汗法治疗后，出现水和药都不能入口下咽，是误治的变证。一旦再进行发汗，则会出现呕吐、腹泻不止的症状。用发汗法或泻下法后，患者出现心烦不能安眠，严重者，必定反复颠倒，心中烦热，闷乱不宁，用栀子豉汤主治；若兼见患者自觉气息不足，是吐下后伤及正气的缘故，应加入甘草以益气，即用栀子甘草豉汤治疗；若见呕吐，是胃气不和而上逆，当加入生姜以和胃降逆止呕，即用栀子生姜豉汤治疗。

读书笔记

051

用发汗法或泻下法治疗以后，患者出现心胸烦热不适、胸中窒塞不舒的症状，是由于热郁胸膈、气机阻滞所致，用栀子豉汤主治。

患外感病经过五六日，用了大剂泻下药以后，患者身热未退，且感觉心胸部结塞而痛，其疾病尚未痊愈，可用栀子豉汤主治。

中药

栀子豉汤方

栀子（劈）9克，香豉（绵裹）4克。

用法：以上二味药，以水800毫升，先煮栀子，得500毫升，内豉，煮取300毫升，去滓，分二服，温进一服，得吐者，止后服。

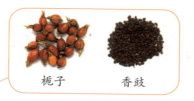

| 栀子 | 香豉 |

功效解析：清热除烦。主治身热虚烦不眠。症见胸脘痞满、按之软而不硬、嘈杂似饥但不欲食、舌红、苔微黄。

读书笔记

《伤寒论》中的常用药物：**淡豆豉**

性味与归经　味辛、微苦，寒。归肺、胃经。

功能与主治　解表，除烦。本品辛散轻浮，能疏散表邪而有平稳发汗解表之功。本品辛寒宣散郁热，而有散热除烦之效。

用法与用量　10～15克，煎服。

主治事项

胃虚易泛恶者慎服。

🌀 伤寒下后，心烦腹满，卧起不安者，栀子厚朴汤主之。

伤寒，医以丸药大下之，身热不去，微烦者，栀子干姜汤主之。

凡用栀子汤，病人旧微溏者，不可与服之。

旧微溏：平素
大便略微溏薄。

【白话译文】

患外感病，使用泻下药治疗以后，患者出现心烦不宁、腹部胀闷、坐卧不安的症状，是由于热郁胸膈、气滞于腹的缘故，用栀子厚朴汤主治。

患太阳伤寒证，医者误用泻下丸药峻猛攻下，使患者出现身热不退、轻度心烦不安，并见腹满痛便溏等中寒证的，用栀子干姜汤主治。

凡是使用栀子豉汤，素日脾气虚、脾阳虚或脾肾阳虚的患者，大便经常溏泄，即使有火邪郁于胸膈的虚烦证，也应慎用栀子诸汤治疗。

🌀 太阳病发汗，汗出不解，其人仍发热，心下悸，头眩，身𝐦动，振振欲擗（pǐ）地者，真武汤主之。

振振欲擗地：
身体震颤，站
立不稳，欲扑
倒于地。

【白话译文】

患太阳病，经用发汗法治疗，汗出而疾病未痊愈，患者仍然发热，且又增添了心慌、头晕目眩、全身肌肉跳动、身体震颤摇晃、站立不稳像要跌倒的症状，这是肾阳虚弱、水所饮泛滥所致，用真武汤主治。

真武汤方

茯苓、芍药、生姜（切）各9克，白术6克，附子5克（炮）。

用法：以上五味药，以水1600毫升，煮取600毫升，去滓，温服140毫升，日三服。

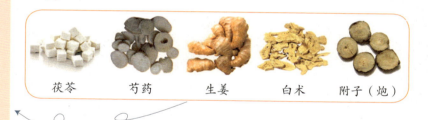

| 茯苓 | 芍药 | 生姜 | 白术 | 附子（炮） |

功效解析：温阳利水。① 太阳病发汗太过，阳虚水泛证。症见汗出不解、其人仍发热、心下悸、头眩、身瞤眩动、振振欲擗地。② 脾肾阳虚，水气内停证。症见腹痛、小便不利、四肢沉重疼痛、下利或肢体浮肿、苔白不渴、脉沉等。

淋家：久患淋病的人。

痉家：久患疮疡的人。

痓：指筋脉痉挛、强直的病证。

🌀 **咽喉干燥者，不可发汗。**

淋家，不可发汗，汗出必便血。

疮（chuāng）家，虽身疼痛，不可发汗，汗出则痓（zhì）。

【白话译文】

患者平素咽喉干燥，若患风寒表证，不可用辛温发汗的方法。因阴津亏损，则汗源不足，强发其汗，不但表证得不到治疗，而且还会更加损伤阴津。

患淋病很久的患者，多阴虚下焦有热，不能用发汗法治疗。若误用发汗，则会引起尿血的变证。

久患疮疡的患者，复感外邪而致身疼痛者，也不可用发汗法治疗，若误发汗，则气血更加亏虚，筋脉失却濡养，就会发生强直拘紧、甚则抽搐等病证。

衄家，不可发汗，汗出必额上陷，脉急紧，直视不能眴（shùn），不得眠。

亡血家，不可发汗，发汗则寒栗而振。

汗家，重发汗，必恍惚心乱，小便已阴疼，与禹余粮丸（本方缺）。

【白话译文】

经常鼻出血的患者，多阴虚火旺，不能用发汗法治疗。若误发其汗，就会出现额部两旁凹陷处的动脉拘急、两眼直视、眼球不能转动、无法睡觉的变证。

平素有失血疾病的患者，不可使用发汗的方法，如果误用汗法，不但使阴血更伤，而且阳气也必更伤。阴血伤

衄家：经常鼻出血的人。

眴：眼球转动。

亡血家：经常反复出血的患者。"亡"，此处作丢失解，非死亡之义。

汗家：平常惯会出汗的人，包括盗汗、自汗。

小便已阴疼：小便之后，尿道疼痛。

则不能营养筋脉，阳气伤则不能卫外固表，因而发生寒栗振战的变证。

平素常常出汗的人，多气血亏虚，再用发汗方法治疗，就会发生心神恍惚、慌乱不宁、小便后尿道疼痛等变证，可用禹余粮丸治疗。

蚘：蛔虫。"蚘"是"蛔"的古字。

🌀 **病人有寒，复发汗，胃中冷，必吐蚘 (huí)。**

本发汗，而复下之，此为逆也；若先发汗，治不为逆。本先下之，而反汗之，为逆；若先下之，治不为逆。

【白话译文】

素有内寒的患者，不能用发汗法治疗。若反发其汗，就会使胃中虚寒更加严重，出现吐蛔的症状。

本来应该发汗，反而治以攻下，则属于误诊；如果先用发汗解表，表解以后再用下法，就是正确的治疗方法。本来应该先用下法，反而治以发汗，治疗方法是错误的；如果先用攻下，治疗方法才正确。

下利：泻下不止。

清谷：不消化的食物，即完谷不化。

🌀 **伤寒，医下之，续得下利，清谷不止，身疼痛者，急当救里；后身疼痛，清便自调者，急当救表。救里宜四逆汤，救表宜桂枝汤。**

病发热头痛，脉反沉，若不差，身体疼痛，当救其里，宜四逆汤。

【白话译文】

患伤寒的患者，若医者误用泻下法治疗，使得患者断续下利不止，且不断地泻下不消化的食物，身体疼痛，此时即使表邪未除，也应先祛里邪；里邪祛后，大便恢复正常，身体仍感疼痛者，此时再当治疗表证。救里宜用四逆汤，而救表宜用桂枝汤。

患者发热头痛，脉象不浮而反沉，如果症状得不到缓解，身体依然疼痛，也应当先治其里虚，可用四逆汤方。

太阳病，先下而不愈，因复发汗，以此表里俱虚，其人因致冒，冒家汗出自愈。所以然者，汗出表和故也。里未和，然后复下之。

冒：形容头目如物冒覆，蒙蔽不清。

【白话译文】

患太阳病，先使用泻下法治疗而未痊愈，再用发汗法治疗，因而导致内外皆虚，有昏冒的症状出现。昏冒的患者若正能胜邪，得到汗出，汗解邪散，则可自行痊愈。之所以会这样，是因为出汗邪散表气得以调和的缘故。若里气尚未调和，再用泻下法治其里。

📝 读书笔记

脉阴阳俱停：
寸关尺三部脉
搏都隐伏不现。

阳脉微：寸脉
微见搏动。

阴脉微：尺脉
微见搏动。

🍃 **太阳病未解，脉阴阳俱停，必先振栗，汗出而解。但阳脉微者，先汗出而解；但阴脉微脉者，下之而解。若欲下之，宜调胃承气汤。**

【白话译文】

在太阳病还没有痊愈的时候，忽然尺、寸部的脉搏都停止不动，这时必先发生战栗，而后出汗疾病痊愈。独寸脉微见搏动的，先出汗而疾病痊愈；独尺脉微见搏动的，泻下后而疾病痊愈。若要使用下法治疗，调胃承气汤比较适宜。

救：驱散。

邪风：即风邪。
因风必有兼夹，
实质属于风寒
之邪。

🍃 **太阳病，发热汗出者，此为荣弱卫强，故使汗出，欲救邪风者，宜桂枝汤。**

【白话译文】

患太阳病，发热出汗，即卫气浮盛于外与邪相争，卫外失固，营阴不能内守所致，治疗上宜选择祛风散邪的方法，用桂枝汤最为适宜。

✏️ 读书笔记

风邪对人体的伤害

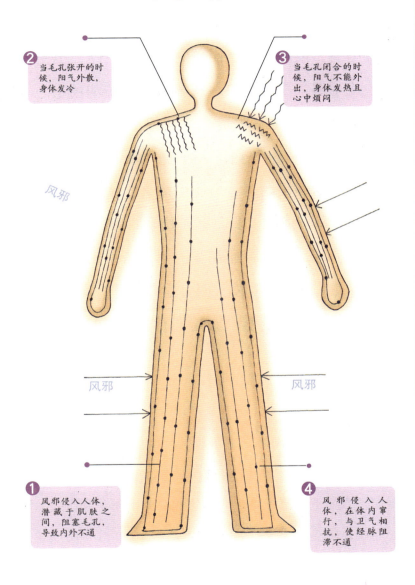

② 当毛孔张开的时候，阳气外散，身体发冷

③ 当毛孔闭合的时候，阳气不能外出，身体发热且心中烦闷

风邪

风邪

风邪

① 风邪侵入人体，潜藏于肌肤之间，阻塞毛孔，导致内外不通

④ 风邪侵入人体，在体内窜行，与卫气相抗，使经脉阻滞不通

✏读书笔记

风邪对人体的伤害是六淫之中最厉害的，它们侵入人体，阻塞毛孔，在身体上下窜行，导致人体经脉不通，使人发冷或发热。

往来寒热：恶寒时不发热，发热时不恶寒，恶寒与发热交替而作。

胸胁苦满：谓胸胁部有苦闷的感觉，因少阳脉循胸胁，邪入其经，所以苦满。

读书笔记

🌀 **伤寒五六日，中风，往来寒热，胸胁苦满，默默不欲饮食、心烦喜呕，或胸中烦而不呕，或渴，或腹中痛，或胁下痞（pǐ）硬，或心下悸、小便不利，或不渴、身有微热，或咳者，小柴胡汤主之。**

若胸中烦而不呕者，去半夏、人参，加栝蒌（lóu）实一枚；若渴，去半夏，加人参，合前成四两半，栝蒌根四两；若腹中痛者，去黄芩加芍药一两；若胁下痞硬，去大枣加牡蛎四两；若心下悸，小便不利者，去黄芩加茯苓四两；若不渴，外有微热者，去人参，加桂枝三两，温覆微汗愈；若咳者，去人参、大枣、生姜，加五味子半升，干姜二两。

【白话译文】

太阳病伤寒五六日，或是中风，出现寒来热往，交替发作，如果出现胸胁部苦于闷满，静默不语，不思饮食，时而心烦喜呕，或仅胸中烦扰却不呕吐，或口渴，或腹部疼痛，或胁下痞塞满硬，或心下动悸而小便不利，或无口渴而体表微热，或咳嗽的一种或几种症状，都可用小柴胡汤主治。

胸中烦而不呕，为热聚于胸，去人参、半夏，加瓜（栝）蒌实一枚以清热理气宽胸；口渴者，是热伤津液，去半夏，加人参合前成四两半，瓜（栝）蒌根四两以生津止渴；腹中痛，是肝气乘脾，宜去黄芩，加白芍一两以柔肝缓急止痛；胁下痞硬，是气滞痰郁，去大枣加牡蛎四两以软坚散结；心下悸，小便不利，是水气凌心，应去黄芩，加茯苓四两以淡渗利水；不口渴，外有微热，是表邪仍在，宜去人参，加桂枝三两以解表，温覆微汗即痊愈；咳者，是素有肺寒留饮，宜去人参、大枣、生姜，加五味子半升、干姜二两以温肺止咳。

💫 **血弱气尽，腠（còu）理开，邪气因入，与正气相搏，结于胁下。正邪分争，往来寒热，休作有时，默默不欲饮食。脏腑相连，其痛必下，邪高痛下，故使呕也。小柴胡汤主之。服柴胡汤已，渴者，属阳明，以法治之。**

【白话译文】

气血虚弱，腠理开豁，邪气得以乘虚而入，与正气相搏结，留居在少阳经，正气与邪气相搏击，因此，发热、畏寒交替出现，且发作与停止皆有其时；由于胆气内郁，影响脾胃，则沉默不语、不思饮食；脏与腑相互关联，肝木乘脾土，则出现腹痛。邪气在胆之上，疼痛在腹之下，这就叫邪高痛下。胆热犯胃，可出现呕吐，当用小柴胡汤主治。服用了小柴胡汤后，出现口渴欲饮等阳明见证，表示病已转属阳明，治疗必须按阳明的治疗方法进行。

血弱气尽：气血不足，正气衰弱。

腠理：泛指皮肤肌肉、脏腑的纹理及皮肤、肌肉间隙交接处的结缔组织。

✏️ 读书笔记

🌀 得病六七日，脉迟浮弱，恶风寒，手足温。医二三下之，不能食，而胁下满痛，面目及身黄，颈项强，小便难者，与柴胡汤，后必下重；本渴，饮水而呕者，柴胡汤不中与也，食谷者哕（yuě）。

后必下重：大便时肛门部重坠。

哕：呃逆。

呃逆的产生

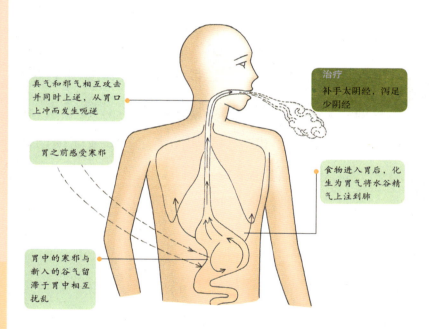

真气和邪气相互攻击并同时上逆，从胃口上冲而发生呃逆

治疗
补手太阴经，泻足少阴经

胃之前感受寒邪

食物进入胃后，化生为胃气将水谷精气上注到肺

胃中的寒邪与新入的谷气留滞于胃中相互扰乱

✏️ 读书笔记

呃逆，即常说的"打嗝"。以气逆上冲、喉间呃呃连声、声短而频、令人不能自制为主要症状，因属胃气上逆，呃呃有声，故称"呃逆"。

【白话译文】

患病六七日，脉搏迟而浮弱，怕冷，手足温暖。医者曾用泻下药两三次，因而患者出现不能饮食，胁下胀满而疼痛，面部、眼睛和周身皮肤均发黄，颈项强急，小便困难等症状。此时用柴胡汤治疗，则会导致大便时肛门有重坠感；患者本来口渴，饮水即作呕，或进食后发生呃逆，是脾虚水饮内停所致，不宜使用柴胡汤。

　　🌀 **伤寒四五日，身热恶风，颈项强，胁下满，手足温而渴者，小柴胡汤主之。**

　　伤寒，阳脉涩，阴脉弦，法当腹中急痛，先与小建中汤；不差者，小柴胡汤主之。

　　伤寒中风，有柴胡证，但见一证便是，不必悉具。凡柴胡汤病证而下之，若柴胡证不罢者，复与柴胡汤，必蒸蒸而振，却复发热汗出而解。

　　伤寒二三日，心中悸而烦者，小建中汤主之。

蒸蒸而振：气从内达，邪从外出，而周身战栗颤抖。

【白话译文】

患外感病四五天过后，患者身体发热、怕风、颈项拘急不舒、胁下胀满、手足温暖而又口渴的，属三阳合病之证，治从少阳，法宜和解，用小柴胡汤主治。

患伤寒病，脉象浮候滞涩，沉候弦劲，为中虚而少阳邪乘，按理当有腹中拘急疼痛的症状，治疗应先用小建中汤以建中补虚，缓急止痛；若服药后，腹中急痛不止，说明少阳之邪太盛，此时须用小柴胡汤清疏肝胆，和解少阳。

外感寒邪或风邪，有柴胡汤证的证候，只要见到一两个主证的，则可确诊为柴胡汤证，无须具备所有的证候。凡是柴胡汤证而用攻下法的，若柴胡汤证尚存，仍可以给予柴胡汤进行治疗。服药后，借助药力正气与邪相争，一定会出现畏寒战栗、高热汗出而疾病痊愈的现象。

患伤寒病才两三天，就出现了心中动悸和烦扰不宁的症状，此乃里虚邪扰气血不足所致，可用小建中汤外和营卫、内益气血，有表里兼顾之功效。

弦脉

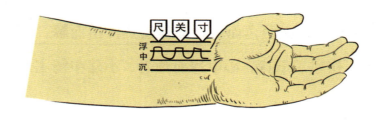

过经：超过了病愈的日期。经，作常字解，意指太阳病的病程。

太阳病，过经十余日，反二三下之，后四五日，柴胡证仍在者，先与小柴胡汤。呕不止，心

下急（一云呕止小安），郁郁微烦者，为未解也，
与大柴胡汤，下之则愈。

心下急：胃脘部拘急窘迫。

【白话译文】

患太阳病，邪传少阳十多天，医者反而多次攻下，又经过四五天，若柴胡证尚存，可先给予小柴胡汤治疗。若出现呕吐不止、上腹部拘急疼痛、心中郁闷烦躁，是少阳兼阳明里实，表明疾病还未痊愈，用大柴胡汤攻下里实，就可痊愈。

大柴胡汤方

柴胡15克，枳实9克（炙），生姜15克（切），黄芩9克，芍药9克，半夏（洗）9克，大枣（擘）12枚，一方有大黄6克。

用法：以上七味药，以水2400毫升，煮取1200毫升，去滓再煎，温服200毫升，日三服。

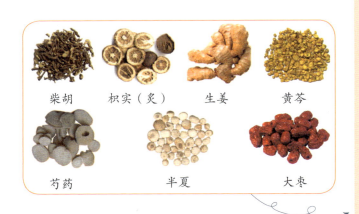

| 柴胡 | 枳实（炙） | 生姜 | 黄芩 |
| 芍药 | 半夏 | 大枣 | |

功效解析：和解少阳，内泻热结。主治少阳、阳明合病。症见往来寒热、胸胁苦满、呕吐不止、郁闷烦躁、心下满痛或心下痞坚、大便不下或夹热下利、舌苔黄、脉弦数有力。

《伤寒论》中的常用药物：**枳实**

性味与归经	味苦、辛、酸，微寒。归脾、胃经。
功能与主治	破气消积，化痰除痞。用于积滞内停、痞满胀痛、泻痢后重、大便不通、痰滞气阻、胸痹、结胸、脏器下垂等。
用法与用量	3～10克，煎服。大量可用至30克，炒后性较平和。

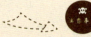

孕妇及脾胃虚弱者慎用。

伤寒十三日不解，胸胁满而呕，日晡（bū）所发潮热，已而微利。此本柴胡证，下之而不得利，今反利者，知医以丸药下之，此非其治也。潮热者，实也，先宜服小柴胡汤以解外，后以柴胡加芒硝汤主之。

伤寒十三日，过经谵语者，以有热也，当以汤下之。若小便利者，大便当硬，而反下利，脉调和者，知医以丸药下之，非其治也。若自下利者，脉当微厥，今反和者，此为内实也，调胃承气汤主之。

日晡所：日晡，即午后3时至5时。所，语尾，即现在所说的"光景""上下""之谱"的意思。

已而：时间副词，第二事发生距第一事不久时用之。

脉当微厥：脉象非常微弱。厥：甚、极。

【白话译文】

患外感病，十三天后仍不痊愈的，患者会出现胸胁满闷而呕吐、下午3时到5时阵阵发热、接着出现轻微腹泻的症状。这本来是大柴胡汤证，医者应当用大柴胡汤攻下，却用峻下的丸药攻下，这是错误的治疗方法。结果导致实邪未去而正气受到损伤，出现潮热、腹泻等症状。潮热，是内有实邪的见证，治疗时，应当先服用小柴胡汤以解除少阳之邪，然后用柴胡加芒硝汤主治。

患外感病十三日，超过了疾病自然史的一般日程，患者出现胡言乱语的症状，乃里热熏蒸的缘故，应当服用攻下的汤药。一般情况是小便通畅，大便应当坚硬，而反发生下利，脉象调和没有其他虚象，可见这是医者误用丸药攻下所致，属于治疗的错误。如果不是因误下而自行下利的，脉象应当微厥，现在脉象反而调和，这是里实无疑，应用调胃承气汤主治。

微脉

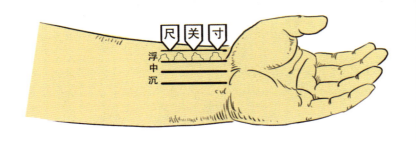

读书笔记

太阳病不解，热结膀胱，其人如狂，血自下，下者愈。其外不解者，尚未可攻，当先解其外。外解已，但少腹急结者，乃可攻之，宜桃核承气汤方。

如狂：好像发狂，较发狂为轻。

少腹：亦称小腹。一说脐以下腹部为小腹，脐下两旁为少腹。

【白话译文】

太阳表证未解，邪热内入与瘀血互结于下焦膀胱部位，出现有似发狂、小腹拘急硬痛等症状，若患者能自行便血，就可痊愈。若表证还未解除，尚不能攻里，应当先解表，待表证解除后，只有小腹拘急硬痛等里证，才能攻里，适宜用桃核承气汤方。

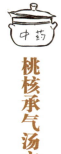

桃核承气汤方

桃核（去皮、尖）50 个，桂枝（去皮）6 克，大黄 12 克，甘草（炙）、芒硝各 6 克。

用法：以上五味药，以水 1400 毫升，煮取 500 毫升，去滓，内芒硝，更上火微沸，下火，先食（即饭前）温服 100 毫升，日三服。当微利。

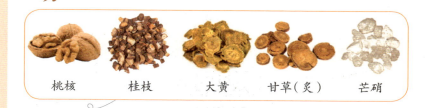

| 桃核 | 桂枝 | 大黄 | 甘草（炙） | 芒硝 |

功效解析：破血下瘀，泻热通利。主治下焦蓄血证。症见少腹急结、小便自利、神志如狂，甚则烦躁谵语、至夜发热，以及血瘀经闭、痛经、脉沉实而涩。

《伤寒论》中的常用药物：**核桃仁**

| 性味与归经 | 味甘，温。归肾、肺、大肠经。 |

| 功能与主治 | 补肾，温肺，润肠。用于肾阳不足、腰膝酸软、阳痿遗精、虚寒喘嗽、大便秘结等。 |

| 用法与用量 | 6～9克，煎服。 |

痰火积热、阴虚火旺、大便溏泄者禁服。

🌀 伤寒八九日，下之，胸满烦惊，小便不利，谵语，一身尽重，不可转侧者，柴胡加龙骨牡蛎汤主之。

伤寒，腹满谵语，寸口脉浮而紧，此肝乘脾也，名曰纵，刺期门。

伤寒，发热，啬啬恶寒，大渴欲饮水，其腹必满。自汗出，小便利，其病欲解，此肝乘肺也，名曰横，刺期门。

纵：是五行相克的形式，乘其所胜名曰纵，如木克土。

期门：穴名，位于乳直下两寸处。

横：是五行反克的形式，反乘其不胜名曰横，如木乘金。

【白话译文】

患伤寒病八九天，误用下法治疗，可伤其正气，使邪气乘虚而入，患者出现胸部满闷、烦躁、惊惕不安、小便不通畅、胡言乱语、全身沉重、不能转侧的症状，此时应用柴胡加龙骨牡蛎汤主治。

患外感病，腹部胀满，胡言乱语，寸口脉浮而紧，即为肝木克伐脾土的征象，名"纵"（一种五行相克的形式），可以用针刺期门穴的方法来疏泄肝胆邪盛之气。

患伤寒病，发热，怕冷，大渴而想喝水，患者必定会感到腹满。如果自行出汗，小便通畅，其寒热、渴饮、腹满等症状就将要解除。这是肝木逆行克肺金，叫作"横"（一种五行相克的形式），治疗也用针刺期门穴的方法，以泄肝木。

期门

期门穴：位于胸部，第6肋间隙，前正中线旁开4寸，属足厥阴肝经之募穴

五行五脏生克示意图

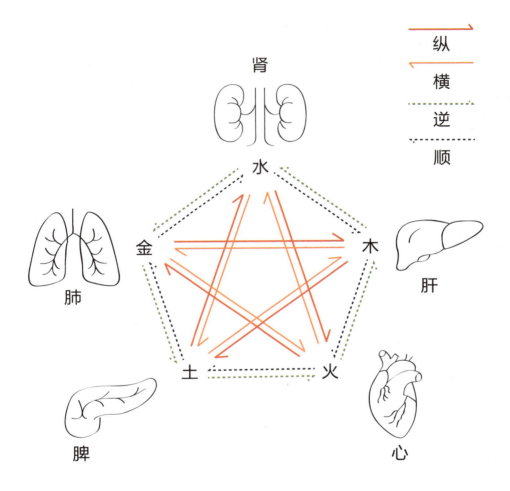

所谓纵横逆顺，乘其所胜是相克名曰纵（水乘火、金乘木），乘其所不胜是反悔名曰横（火乘水、木乘金），子乘其母是倒施名曰逆（水乘金、火乘木），母乘其子是相生名曰顺（金乘木、木乘火）。

熨：火疗方法之一。古人将砖石等物烧热后，包裹起来，置于体表的某一局部，以取暖发汗。后有发展，用合药物的器具，热熨取汗。

卓然而痛：突然感到头痛。

谷气：水谷之气。此处指脾胃阳气。

🌀 **太阳病二日，反躁，凡熨（yùn）其背而大汗出，大热入胃，胃中水竭，躁烦，必发谵语；十余日，振栗，自下利者，此为欲解也。故其汗从腰以下不得汗，欲小便不得，反呕，欲失溲，足下恶风，大便硬，小便当数，而反不数，及不多，大便已，头卓然而痛，其人足心必热，谷气下流故也。**

【白话译文】

太阳病的第二天，患者出现烦躁不安的症状，医者反而用热熨疗法来熨患者的背部，导致出汗很多，火热之邪乘虚内入于胃，胃中津液枯竭，于是出现躁扰不宁、胡言乱语的症状；疾病已经十多天，若患者出现全身颤抖、腹泻的症状，这是正能胜邪、疾病即将痊愈的征兆。若用火疗后患者腰以下部位不出汗，反出现呕吐，足底下感觉冰凉，大便干硬，本应当小便频数，反而不频数却量少，想解又解不出，解大便后，头猛然疼痛，并感觉脚心发热，这是水谷之气向下流动的缘故。

两阳：风为阳邪，火亦属阳，中风用火法，故称两阳。

🌀 **太阳病中风，以火劫（jié）发汗，邪风被火热，血气流溢，失其常度。两阳相熏灼，其身发黄。阳盛则欲衄，阴虚小便难。阴阳俱虚**

竭，身体则枯燥，但头汗出，剂颈而还。腹满微喘，口干咽烂，或不大便，久则谵语，甚者至哕，手足躁扰，捻（niǎn）衣摸床。小便利者，其人可治。

捻衣摸床：手指不自觉地摸弄衣服和床。

【白话译文】

患太阳中风证，用火疗法治疗强迫发汗，风邪被火热所迫，血气运行失去正常规律，风与火相互熏灼，使肝胆疏泄失常，导致患者身体发黄。阳热亢盛，迫使血液上出就会导致鼻出血，热邪灼津，阴液亏虚就会导致小便困难。气血亏乏，不能滋润周身，就会导致身体枯燥，出现仅头部出汗、颈部以下无汗的情况。阳盛而阴亏，则导致腹部胀满，微微气喘，口干，咽喉溃烂，或者大便不通，时间久了就会出现胡言乱语，严重的甚至会出现呃逆、手足躁扰不宁、捻衣摸床等症状，若小便尚通畅，则表示津液犹存，患者尚可救治。

🌀 伤寒脉浮，医以火迫劫之，亡阳，必惊狂，起卧不安者，桂枝去芍药加蜀漆牡蛎龙骨救逆汤主之。

以火迫劫之：用火法强迫发汗。

亡阳：此处指心阳外亡，神气浮越。

形作伤寒，其脉不弦紧而弱，弱者必渴，被火者必谵语。弱者发热脉浮，解之，当汗出愈。

太阳病，以火熏之，不得汗，其人必躁，到经不解，必清血，名为火邪。

到经：指病至七日，太阳一经行尽。

清血：便血。

【白话译文】

患太阳伤寒证，脉象浮，本应当用发汗解表法治疗，医者却用火疗法强迫发汗，导致患者心阳外亡、神气浮越，出现惊恐狂乱、坐卧不安的症状，用桂枝去芍药加蜀漆牡蛎龙骨救逆汤主治。

疾病的征象像太阳伤寒，有发热、恶寒、头身疼痛等症状，脉搏不弦紧反而弱，且口渴，这不是太阳伤寒证而是温病。若误用火疗法治疗，火邪内迫，就一定会出现胡言乱语等变证。温病初起脉弱，一般并见发热脉浮，用辛凉发汗解表法治疗，汗出邪散，则疾病可痊愈。

患太阳病，当发汗解表，若误以火熏的方法治疗，未得汗出，却火邪内攻，邪热内扰，患者必烦躁，经过六七日，疾病如果仍未痊愈，可能发生便血。由于这些变证是因误用火法而致，因此被称为"火邪"。

🌀 **脉浮热甚，而反灸之，此为实，实以虚治，因火而动，必咽燥吐血。**

微数之脉，慎不可灸。因火为邪，则为烦逆，追虚逐实，血散脉中，火气虽微，内攻有力，焦骨伤筋，血难复也。脉浮，宜以汗解，用火灸之，邪无从出，因火而盛，病从腰以下，必重而痹

焦骨伤筋：由于血为火灼，阴液损伤严重，筋骨失去濡养。此处形容火毒危害之烈。

邪无从出：误治后，表邪不得从汗而出。

（bì），名火逆也。欲自解者，必当先烦，烦乃有汗而解。何以知之？脉浮，故知汗出解。

【白话译文】

脉象浮，发热甚，这是太阳表实证，治疗当用发汗解表法，却反用温灸法，这是把实证当作虚证来治疗，火邪内攻，耗血伤阴，一定会出现咽喉干燥、吐血的变证。

患者脉象微数，属阴虚内热，治疗千万不可用灸法，若误用温灸，就成为火邪，火邪内迫，邪热内扰，就会出现烦乱不安的变证。阴血本虚反用灸法，使阴更伤；热本属实，用火疗法更增里热，血液流散于脉中，运行失其常度，灸火虽然微弱，但内攻非常有力，耗伤津液，损伤筋骨，血液难以恢复。脉象浮，主病在表，治疗当用发汗解表法，若用灸法治疗，表邪不能从汗解，邪热反而因火疗法而更加炽盛，从腰以下出现沉重而麻痹，这就叫火逆。若疾病将自行痊愈，患者会先出现心烦不安，然后出汗疾病痊愈。这是怎么知道的呢？因为脉象浮，而脉浮是正气奋起抗邪的表现，所以推断出汗之后病情即可痊愈。

烧针令其汗，针处被寒，核起而赤者，必发奔豚。气从少腹上冲心者，灸其核上各一壮，与桂枝加桂汤，更加桂二两也。

烧针：用粗针外裹棉花，蘸油烧之，侯针红即去棉油而刺入，是古人取汗的一种治法。

一壮：放艾炷于穴位上，烧完一炷为一壮。

火逆下之，因烧针烦躁者，桂枝甘草龙骨牡蛎汤主之。

太阳伤寒者，加温针必惊也。

【白话译文】

用烧针的方法强迫以发汗，针刺的部位受到寒邪侵袭，留而不去，针刺处红肿如核，这样必然要发作奔豚。自感有气从小腹上冲心胸，可外用艾火在肿起的包块上各灸一艾柱，内服桂枝加桂汤，就是桂枝汤原方再加桂枝二两。

误用火法导致病情恶化，又行攻下法，损伤中气和阴液。继而又用烧针，导致心阳受损，神气不宁，烦躁不安等，主治用桂枝甘草龙骨牡蛎汤温通心阳、镇惊安神。

表实无汗的太阳伤寒证，正治的方法是发汗解表。如果用温针灸的方法，不但寒邪不能从外解，且易助热化火。如火热内攻，扰乱神明，则发生惊恐不安的病证。

太阳病，当恶寒、发热，今自汗出，反不恶寒发热，关上脉细数者，以医吐之过也。一二日吐之者，腹中饥，口不能食。三四日吐之者，不喜糜（mí）粥，欲食冷食，朝食暮吐。以医吐之所致也，此为小逆。

小逆：小的过关。此处指治疗有错误，但不严重。

【白话译文】

患太阳病，应当出现怕冷发热的症状，由于误用了吐法，虚其胃而邪陷于里，那么自汗出反不见怕冷发热，关上以候脾胃，从关上脉细数与自汗出同见，则知是因医者误用吐法所致。患者在得病一两天后误用吐法，会表现为饥饿却不能食。得病三四天后误用吐法，表现为不想吃稀粥，想吃冷食，早上吃进去的食物，晚上就会吐出来。这是因为误用吐法之所致，此时，若及时地给予温中和胃之剂，恢复也还不难，过两天就可以好。

太阳病吐之，但太阳病当恶寒，今反不恶寒，不欲近衣，此为吐之内烦也。

【白话译文】

患太阳病，理应有怕冷的症状，如误用吐法，患者反而不怕冷、不想多穿衣服，这全是因为误用吐法，造成邪热陷入里而为内烦。

病人脉数，数为热，当消谷引食，而反吐者，此以发汗，令阳气微，膈（gé）气虚，脉乃数也。数为客热，不能消谷，以胃中虚冷，故吐也。

太阳病，过经十余日，心下温温（yùn）欲吐，

内烦：指内热引起的胸中烦闷。

膈气：膈间正气。

客热：这里指虚阳。

温温欲吐：自觉心中蕴郁不畅，泛泛欲吐。温通愠，心中蕴郁不适之意。

而胸中痛，大便反溏，腹微满，郁郁微烦。先此时自极吐下者，与调胃承气汤。若不尔者，不可与。但欲呕，胸中痛，微溏者，此非柴胡证。以呕，故知极吐下也。调胃承气汤主之。

极吐下：即大吐大下。

【白话译文】

患者脉象数，脉象数为热，胃中有热，应当易饥易食。今脉数而反见呕吐，追究原因，是由于发汗不当，汗多伤阳。虚阳扰动也可见脉数，但必数而无力。此数非实热所致，而是虚阳扰动而成，所以不能消化谷食，不能食。胃中阳虚，寒凝气逆，所以出现呕吐。

患太阳病，已经过十多天，患者出现心中泛泛欲吐、心烦胸中痛、腹胀满、大便溏等症状，皆因热邪结滞，用大吐、大下的治疗方法导致，可用调胃承气汤和胃泄热。如果不是大吐、大下所致，则非热邪结滞，就不能用调胃承气汤治疗。泛泛欲吐，胸中痛，大便微溏，不是柴胡汤证。因为患者心中泛泛欲吐，可以推断这是峻吐、峻下所致的变证，应选用调胃承气汤主治。

太阳病六七日，表证仍在，脉微而沉，反不结胸，其人发狂者，以热在下焦，少腹当硬满，小

结胸：外邪与痰、水结聚于胸膈所引起的病证。

便自利者，下血乃愈。所以然者，以太阳随经，
瘀热在里故也，抵当汤主之。

太阳随经，瘀
热在里：太阳
本经邪热，由
表入里，蓄结
于下焦血分。

【白话译文】

患太阳病六七天，为表邪入里的时间，表证仍在，脉
象沉而略有滞涩，没有形成结胸证，患者表现出典型的狂
躁症状，这是邪热深入下焦血分，邪热与瘀血结于下焦，
小腹触按时有坚硬抵触感，患者自觉胀满不舒，小便自利。
之所以出现这种情况，是太阳本经邪热，由表入里，蓄结
于下焦血分的缘故，用抵当汤破血祛瘀，泻下血热，疾病
就痊愈了。

太阳病，身黄，脉沉结，少腹硬，小便不利者，
为无血也。小便自利，其人如狂者，血证谛（dì）
也，抵当汤主之。

谛：证据确凿。

【白话译文】

患太阳病，患者出现皮肤发黄、脉象沉结、小腹坚硬
的症状，若小便不通畅，则非蓄血证，而是湿热发黄证；
若小便通畅，并有狂乱征兆，则必定是蓄血发黄证，用抵
当汤主治。

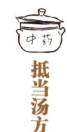

抵当汤方

水蛭（熬）、虻虫（去翅、足，熬）各6克，大黄（酒洗）9克，桃仁（去皮、尖、双仁）5克。

用法：以上四味药，以水500毫升，煮取300毫升，去滓，温服100毫升，不下更服。

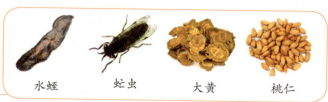

水蛭　　　　虻虫　　　　大黄　　　　桃仁

功效解析：破血祛瘀。主下焦蓄血所致的发狂或如狂，少腹硬满，小便自利，喜忘，大便色黑易解，脉况结，及妇女经闭，少腹硬满拒按者。

不可余药：有两种解释，一为不可用其他药物；二为药液和药渣一并服下。

里急：少腹急迫不舒。

伤寒有热，少腹满，应小便不利，今反利者，为有血也。当下之，不可余药，宜抵当丸。

太阳病，小便利者，以饮水多，必心下悸；小便少者，必苦里急也。

【白话译文】

患伤寒病，身上有热，小腹胀满，理应小便不利，现在反而通利，这是下焦蓄血的征象，治当下其瘀血，非其他药所能胜任，宜用抵当丸。

患太阳病，因为饮水过多，致水饮内停，若小便通利，是水停中焦，一定会有心悸不宁的症状出现；若小便短少不通畅，是水停下焦，一定会有小腹部胀满、急迫不舒的症状出现。

读书笔记

辨太阳病脉证并治（下）

问曰：病有结胸、有脏结，其状何如？

答曰：按之痛，寸脉浮、关脉沉，名曰结胸也。

结胸：证候名，主要症状是心下硬痛。

脏结：证候名，症状与结胸相似，而性质不同，为脏气虚寒而结。

【白话译文】

问：病证有结胸，有脏结，它们各有什么样的表现呢？

答：胸脘部按之疼痛，寸部脉象浮，关部脉象沉，即"结胸"。

何谓脏结？

答曰：如结胸状，饮食如故，时时下利，寸脉浮，关脉小细沉紧，名曰脏结。舌上白胎滑者，难治。

舌上白胎滑：舌上苔白而滑。

【白话译文】

什么叫脏结证？

答：脏结证和结胸证的症状相似，但饮食如常，时时下利，寸部脉浮，关部脉小细沉紧，叫作脏结证。舌上苔白而滑，则知气寒津凝，里阳已衰，入结之邪更为深重，不容易治疗。

大结胸证和脏结证的鉴别

病名	大结胸证	脏结证
症状	胸腹部硬痛	如结胸状
	不能食	饮食如故
	不大便	时时下利
脉象	寸浮，关沉	寸浮，关小细沉紧
舌苔	舌干燥	苔白滑
病因	阳邪结于胸中	阴寒凝结内脏
性质	属热属实	属寒属虚

阳证：发热、口渴等热象。

脏结无阳证，不往来寒热（一云寒而不热），其人反静，舌上苔滑者，不可攻也。

【白话译文】

脏结未表现出发热、口渴等热象，不往来寒热，患者不烦躁而安静，舌苔滑，治疗不能用攻下法。

痞：证候名，主要症状是胃脘部痞塞不舒，按之不痛。

病发于阳，而反下之，热入因作结胸，病发于阴，而反下之，因作痞也。所以成结胸者，以下之太早故也。结胸者，项亦强，如柔痉状，下之则和，宜大陷胸丸方。

柔痉：汗出而项背强直，角弓反张。亦作柔痓。

【白话译文】

病证发于表，邪气盛实，误用下法治疗，邪热内陷，就会成为结胸。病证发于里，正气不足，误用下法治疗，就会成为痞证。之所以成为结胸，是因为攻下太早的缘故。患结胸证，颈项部拘急强直，症状与柔痉类似，以攻下治疗，强直就可转为柔和，适宜用大陷胸丸治疗。

🌀 **结胸证，其脉浮大者，不可下，下之则死。结胸证悉具，烦躁者亦死。**

【白话译文】

患结胸证，脉象浮大，是正虚邪盛之候，治疗不能用攻下法，若不顾正虚而妄下之，则犯虚虚之戒，以致正气衰亡，甚至会导致患者死亡。

结胸证的临床证候都有，若出现烦躁，则属于正不胜邪，真气散乱，也属于死候。

🌀 **太阳病，脉浮而动数，浮则为风，数则为热，动则为痛，数则为虚。头痛发热，微盗汗出，而反恶寒者，表未解也。医反下之，动数变迟，膈内拒痛（一云头痛即眩），胃中空虚，客气动膈，短气躁烦，心中懊憹，阳气内陷，心下因硬，则为结胸，大陷胸汤主之。若不结胸，但头汗出，余处无汗，剂颈而还，小便不利，身必发黄。**

客气：此处指外来邪气。

阳气：表邪而言，不是指正气。

剂颈而还："剂"同"齐"，谓汗出到颈部而止。

【白话译文】

患太阳病，脉象浮而动数，脉浮主风邪在表，数主有热，动脉主痛，数又主虚。症状有头痛发热，轻微盗汗，反而怕冷，这是太阳表证没有痊愈的表现。医者本应从表论治，却反而用攻下的方法治疗，由于胃中空虚而无实邪，误下后邪气内陷，邪热与水饮相结于胸膈，所以出现脉动数变迟、胸胁心下疼痛拒按、短气、烦躁不安的症状，这样结胸证就形成了，主治用大陷胸汤。如果不形成结胸，只见头部出汗，到颈部为止，其他部位不出汗，小便不通畅，身体发黄，则是湿热郁蒸发黄证。

动脉

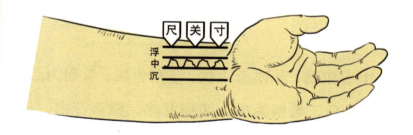

大陷胸汤方

大黄10克（去皮），芒硝10克，甘遂1克。

用法：以上三味药，以水600毫升，先煮大黄，取400毫升，去滓，内芒硝，煮一两沸；内甘遂末，温服200毫升。得快利，止后服。

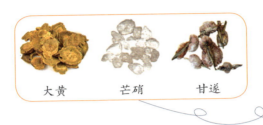

大黄　　　芒硝　　　甘遂

功效解析：泻热逐水，开结通便。主治水热互结之结胸证。症见心下疼痛、拒按、大便秘结、舌上燥而渴、苔黄、脉沉而有力。

《伤寒论》中的常用药物：芒硝

性味与归经　味咸、苦，寒。归胃、大肠经。

功能与主治　泻热通便，润燥软坚，清热消肿。本品味咸苦而性寒，咸以软坚，苦以降泄，寒能清热，能泻热通便、润燥软坚，为治实热积滞、大便燥结之要药。

用法与用量　10～15克，冲入药汁或开水溶化后服。外用：适量。

脾胃虚寒及血虚、阴虚内热者忌用。孕妇忌用，哺乳期女性慎用。不宜与硫黄、三棱同用。

读书笔记

结胸热实：结胸证的性质属热属实，与寒实结胸证不同。

伤寒六七日，结胸热实，脉沉而紧，心下痛，按之石硬者，大陷胸汤主之。

【白话译文】

患外感病六七天过后，形成热实结胸证，脉象沉而紧，胸脘部疼痛，触按像石头一样坚硬，用大陷胸汤主治。

无大热：外表无大热。

伤寒十余日，热结在里，复往来寒热者，与大柴胡汤。但结胸，无大热者，此为水结在胸胁也，但头微汗出者，大陷胸汤主之。

【白话译文】

患伤寒十多天，热邪结于里，而又往来寒热，可用大柴胡汤。假如只有结胸症状，外表无大热，是由于水结于胸胁，若仅头部微微汗出，可用大陷胸汤主治。

读书笔记

太阳病，重发汗而复下之，不大便五六日，舌上燥而渴，日晡所小有潮热（一云日晡所发心胸大烦），从心下至少腹硬满而痛，不可近者，大陷胸汤主之。

【白话译文】

太阳表证，表现为反复发汗而又行攻下，五六天不解大便，舌上干燥，口渴，午后微有潮热，从剑突下一直到小腹部坚硬胀满疼痛，不能用手触摸，用大陷胸汤主治。

❧ **小结胸病，正在心下，按之则痛，脉浮滑者，小陷胸汤主之。**

【白话译文】

小结胸的病位，在正当心下胃脘部，以手按之则疼痛，脉象浮滑，用小陷胸汤主治。

小陷胸汤方

黄连6克，半夏（洗）12克，瓜（栝）蒌实（大者）20克。

用法：以上三味药，以水1200毫升，先煮瓜蒌实，取600毫升，去滓，内诸药，煮取400毫升，去滓，分温三服。

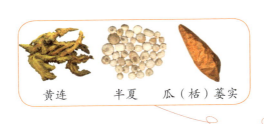

黄连　　半夏　　瓜（栝）蒌实

功效解析：清热化痰，宽胸散结。主治小结胸病。症见痰热互结、胸脘痞闷、按之则痛、或咳痰黄稠、舌苔黄腻、脉滑数。

寒分：此处作水饮解。

协热利：挟表热而下利。

📕 **太阳病，二三日，不能卧，但欲起，心下必结，脉微弱者，此本有寒分也。反下之，若利止，必作结胸；未止者，四日复下之，此作协热利也。**

【白话译文】

患太阳病两三天后，不能平卧，只想坐起，胃脘部痞结胀硬，脉象微弱，是素有寒饮结聚在此的缘故，治疗却反用攻下法，因而出现腹泻。若腹泻停止，就会形成结胸；若腹泻不停止，到第四天又再用攻下法治疗，就会引起挟表热而下利。

📕 **太阳病，下之，其脉促，不结胸者，此为欲解也；脉浮者，必结胸；脉紧者，必咽痛；脉弦者，必两胁拘急；脉细数者，头痛未止；脉沉紧者，必欲呕；脉沉滑者，协热利；脉浮滑者，必下血。**

読书笔记

【白话译文】

太阳表证，误用了攻下法治疗，患者的脉象急促，但未见结胸症状，这是邪未内陷而欲外解的征象；脉象浮，可能发作结胸；脉象紧，是阴伤而有虚热，可能发生咽痛；脉象弦，是少阳经气不和，大多伴有两胁拘急；脉细数，是太阳表寒未解，头痛还未停止；脉沉紧，是内里有寒，胃气受寒上逆，必有气逆欲呕的症状；脉沉滑，是表邪未解，下陷化热，热迫大肠，会出现协热下利的表现；脉浮滑，为里有邪热，热伤阴络，必发生便血。

病在阳，应以汗解之，反以冷水潠（sùn）之，若灌之，其热被劫不得去，弥更益烦，肉上粟起，意欲饮水，反不渴者，服文蛤（gé）散；若不差者，与五苓散；寒实结胸，无热证者，与三物小陷胸汤，白散亦可服（一云与三物小白散）。

潠：含水喷洒称"潠"，是古代的一种退热方法。

【白话译文】

病在表，应用发汗法解表去邪，却反而用冷水喷洒、浇洗来退热，热邪被水饮郁遏不能解除，使热更厉害，怕冷，皮肤上起鸡皮疙瘩，想喝水，但又不是很口渴，可用文蛤散治疗；若服药后仍不痊愈，可以用五苓散治疗；寒实结胸，有结胸主证，无热证证候表现，可用白散治疗。

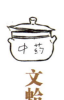

文蛤散方

文蛤 150 克。

用法：每次 3～5 克，以沸汤 50 毫升冲服，每日 3 次。

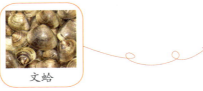

文蛤

功效解析：清肺化痰，软坚散结，利水消肿，制酸止痛，伤寒病在阳，应以汗解之，反以冷水之，若灌之，其热被劫不得去，弥更益烦，肉上粟起，意欲饮水反不渴者；渴欲饮水不止者敛疮收湿。可治。

太阳与少阳并病，头项强痛，或眩冒，时如结胸，心下痞硬者，当刺大椎第一间、肺俞 (shù)、肝俞，慎不可发汗。发汗则谵语、脉弦，五日谵语不止，当刺期门。

【白话译文】

太阳与少阳两经皆病，表现为头痛项强，或眩晕昏冒，时而心下痞塞硬结、如结胸状，应当针刺大椎穴、肺俞穴、肝俞穴，千万不能发汗。误用发汗就会导致患者胡言乱语、脉弦，若经过五天，胡言乱语仍然不止者，应当针刺期门穴，以泄其邪。

大椎、肺俞、肝俞

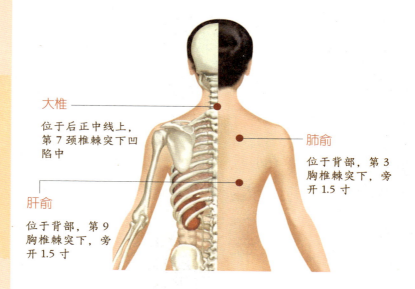

大椎
位于后正中线上，第7颈椎棘突下凹陷中

肺俞
位于背部，第3胸椎棘突下，旁开1.5寸

肝俞
位于背部，第9胸椎棘突下，旁开1.5寸

🌀 妇人中风，发热恶寒，经水适来，得之七八日，热除而脉迟身凉，胸胁下满，如结胸状，谵语者，此为热入血室也，当刺期门，随其实而泄之。

妇人中风，七八日续得寒热，发作有时，经水适断者，此为热入血室，其血必结，故使如疟状，发作有时，小柴胡汤主之。

妇人伤寒发热，经水适来，昼日明了，暮则谵语，如见鬼状者，此为热入血室，无犯胃气，及上二焦，必自愈。

【白话译文】

女性患太阳中风证，发热恶寒，正值月经到来，七八天后，热退，脉迟，身凉，胸胁下胀满，好像结胸症状、胡言乱语，这是热邪进入子宫所致，当针刺期门穴，以祛其实邪。

外感风邪的女性，七八天过后出现了发热怕冷且定时发作的症状，月经恰在这时中止，这是热入子宫。因为邪热内入子宫与血相结，所以发热怕冷定时发作，似疟疾，主治用小柴胡汤。

女性患伤寒病，发热，正值月经到来，白天神志清楚，晚间谵语妄见，这是热入子宫，不可用损伤胃气及上二焦的方药，可自动痊愈。

血室：各家见解不一，有的认为是冲脉，有的认为是肝脏，有的认为是子宫，此病多见于月经期，自然与子宫有关，但其病理机制与肝脏、冲脉都有关系，不应偏执。

✏ 读书笔记

支节烦疼：支节指四肢关节，烦疼说明疼痛之甚。

心下支结：心下感觉支撑闷结。

 伤寒六七日，发热，微恶寒，支节烦疼，微呕，心下支结，外证未去者，柴胡桂枝汤主之。

伤寒五六日，已发汗而复下之，胸胁满微结，小便不利，渴而不呕，但头汗出，往来寒热，心烦者，此为未解也，柴胡桂枝干姜汤主之。

柴胡桂枝干姜汤方

柴胡24克，桂枝9克，干姜9克，瓜（栝）蒌根12克，黄芩9克，牡蛎6克（熬），甘草6克（炙）。

用法：以上七味药，以水2400毫升，煮取1200毫升，去滓，再煎，取600毫升，温服200毫升，日三服。初服微烦，复服汗出便愈。

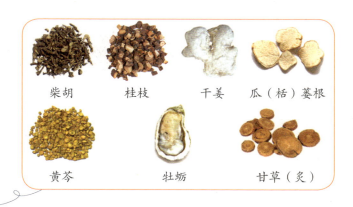

柴胡　桂枝　干姜　瓜（栝）蒌根

黄芩　牡蛎　甘草（炙）

功效解析：和解散寒，生津敛阴。主治伤寒少阳枢机不和，寒热往来，胸胁满微结，兼见寒阻中焦。症见寒热往来、胸胁满。

【白话译文】

患外感病六七天后，发热，微微怕冷，四肢关节疼痛，微微作呕，胸脘部满闷如物支撑结聚，表证还未解除，可用柴胡桂枝汤主治。

　　患伤寒病五六日，已用发汗法治疗，又用下法攻里，导致患者胸胁满，小便不利，口渴但不呕吐，头部出汗，往来寒热，心烦，这是邪气未解的表现，可用柴胡桂枝干姜汤主治。

　　🌀 **伤寒五六日，头汗出，微恶寒，手足冷，心下满，口不欲食，大便硬，脉细者，此为阳微结，必有表，复有里也。脉沉，亦在里也。汗出为阳微，假令纯阴结，不得复有外证，悉入在里，此为半在里半在外也。脉虽沉紧，不得为少阴病，所以然者，阴不得有汗，今头汗出，故知非少阴也，可与小柴胡汤。设不了了者，得屎而解。**

【白话译文】

　　患外感病五六天后，患者头部出汗，微感畏寒，手足冷，脘腹部胀满，不欲进食，大便坚硬，脉象沉紧而细，属阳微结证，必然既有表证又有里证。脉沉，主病在里，汗出是阳微结的表现。若是纯阴结证，病邪应完全入里，不应该再有表证，而此证是半在里半在表，表证仍然未解。脉虽然沉紧，却不是少阴病，因为阴证不应该有汗出，现头部汗出，可知不是少阴病。可以用小柴胡汤治疗。若服

阳微结：因热结于里而便秘，叫作阳结。热结的程度轻，叫作阳微结。

纯阴结：脾肾阳虚，阴寒凝结而大便不通。

🖊 读书笔记

用小柴胡汤后仍然不爽快，可微通其大便，大便一通，疾病即可痊愈。

🌀 **伤寒五六日，呕而发热者，柴胡汤证具，而以他药下之，柴胡证仍在者，复与柴胡汤。此虽已下之，不为逆，必蒸蒸而振，却发热汗出而解。若心下满而硬痛者，此为结胸也，大陷胸汤主之。但满而不痛者，此为痞，柴胡不中与之，宜半夏泻心汤。**

半夏泻心汤方

半夏（洗）12克，黄芩、干姜、人参、甘草（炙）各9克，黄连3克，大枣（擘）12枚。

用法：以上七味药，以水2升，煮取1200毫升，去滓，再煎取600毫升，温服200毫升，日三服。

功效解析：泄热补虚，升清降浊、散结消痞。主治寒热错杂之痞证。症见心下痞但满而不痛，或呕吐、肠鸣下利、舌苔腻而微黄。

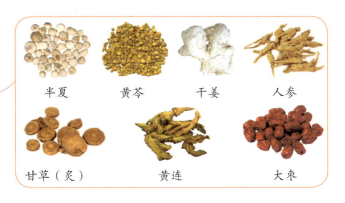

半夏　　黄芩　　干姜　　人参

甘草（炙）　　黄连　　大枣

《伤寒论》中的常用药物：半夏

性味与归经　味辛，温。有毒。归脾、胃、肺经。

功能与主治　燥湿化痰，降逆止呕，消痞散结。用于湿痰寒痰、咳喘痰多、痰饮眩悸、风痰眩晕、痰厥头痛、呕吐反胃、胸脘痞闷、梅核气；生用外治痈肿痰核。姜半夏多用于降逆止呕。

用法与用量　3～9克，煎服。一般宜制过用。炮制品中有姜半夏、法半夏等，其中姜半夏长于降逆止呕，法半夏长于燥湿且温性较弱，半夏曲则有化痰消食之功，竹沥半夏能清化热痰，主治热痰、风痰之证。外用：适量，磨汁涂或研末以酒调敷于患处。

注意事项

不宜与川乌、制川乌、草乌、制草乌、附子同用，生品内服宜慎。

【白话译文】

　　患伤寒病五六天后，呕逆而且发热，小柴胡汤证的主证已经具备，而用了攻下方药进行治疗，但只要柴胡证仍在，就仍可用柴胡汤治疗。这虽然已经误下，也不是逆候，服小柴胡汤之后，定会发生蒸蒸振战，然后蒸蒸发热，随之出汗而疾病痊愈。假如下后发生心下满而硬痛，为结胸证，可用大陷胸汤主治。如果心下只是闷满而不疼痛，乃是痞证，柴胡汤是不适用的，宜用半夏泻心汤治疗。

读书笔记

太阳少阳并病，而反下之，成结胸，心下硬，下利不止，水浆不下，其人心烦。

脉浮而紧，而复下之，紧反入里，则作痞。按之自濡，但气痞耳。

濡：与"软"同，柔软的意思。

【白话译文】

太阳与少阳并病，反而用攻下法治疗，导致结胸证的形成，患者会出现心下硬结、腹泻不止、汤水不能下咽、烦躁不安的症状。

脉象浮而且紧，主太阳表证，误用了下法治疗以后，浮紧变为沉紧，遂成痞证。按之柔软，因为仅是气分的痞结。

太阳中风，下利，呕逆，表解者乃可攻之。其人漐漐汗出，发作有时，头痛，心下痞，硬满，引胁下痛，干呕，短气，汗出，不恶寒者，此表解里未和也，十枣汤主之。

太阳病，医发汗，遂发热恶寒。因复下之，心下痞。表里俱虚，阴阳气并竭，无阳则阴独。复加烧针，因胸烦。面色青黄，肤䐃者，难治；今色微黄，手足温者，易愈。

阴阳气并竭：表里之气均受损。

无阳则阴独：表证已无，而里证独具。

【白话译文】

患太阳中风，表证未解，又见下利、呕逆等水饮证，证属表里同病，治疗当先解表，解表证后，才能攻逐在里的水饮。若见微微出汗，定时而发，头痛，胸脘部痞结胀硬，牵引胸胁疼痛，干呕、短气、汗出不怕冷，这是表证已解而水饮停聚胸胁导致的，用十枣汤主治。

患太阳病，医者使用发汗法治疗，汗出后仍然发热畏寒，于是又用攻下法治疗，误汗伤表，误下伤里，致表里正气均虚，阴阳之气同时虚竭，表证已无，而里证独存，则表现为心下痞满。医者治疗再用烧针法，使脏气大伤，出现心胸烦躁不安、面色青黄、筋肉跳动的症状，为难治之证候；若表现为面色微黄、手足温暖的症状，表明胃气尚存，较易治愈。

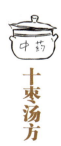

中药

十枣汤方

芫花（熬）、甘遂、大戟各等分。

用法：以上三味药，分别捣为散。强壮之人每服2克，羸弱之人1克。用水300毫升，先煮肥大枣10枚，取240毫升，去滓，加入药末，平旦温服；若下少病不除者，明日更服，加0.5克，得快下利后，可进食米粥，护养胃气。

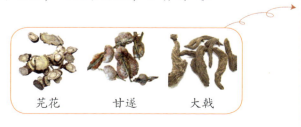

芫花　甘遂　大戟

功效解析：攻逐水饮。治悬饮或支饮，停于胸胁，咳唾胸胁引痛，心下痞梗，干呕短气，头痛目眩，或胸背掣痛不得息；水肿腹胀，二便不利，属于实证者。

 💫 **心下痞，按之濡，其脉关上浮者，大黄黄连泻心汤主之。**

【白话译文】

患者感到胃脘部痞满，但按之柔软，其脉象关部浮，用大黄黄连泻心汤主治。

 💫 **心下痞，而复恶寒汗出者，附子泻心汤主之。**

【白话译文】

患者感到胃脘部痞满，而又畏寒出汗者，是卫阳虚弱、失于温煦所致，用附子泻心汤主治，一方面泻热除痞，另一方面扶阳固表。

大黄6克，黄连3克。

用法：以上二味药，以麻沸汤200毫升渍之，须臾绞去滓，分二次温服。

大黄黄连泻心汤方

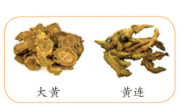

大黄　　　　黄连

功效解析：降三焦之火。主心下痞，按之濡，其脉关上浮者。

《伤寒论》中的常用药物：黄连

性味与归经　味苦，寒。归心、脾、胃、肝、胆、大肠经。

功能与主治　清热燥湿，泻火解毒。用于湿热痞满、呕吐吞酸、泻痢、黄疸、高热神昏、心火亢盛、心烦不寐、心悸不宁、血热吐衄、目赤、牙痛、消渴、痈肿疔疮；外治湿疹、湿疮、耳道流脓。酒黄连善清上焦火热，用于目赤、口疮等。姜黄连清胃和胃止呕，用于寒热互结、湿热中阻、痞满呕吐。萸黄连舒肝和胃止呕，用于肝胃不和、呕吐吞酸等。

用法与用量　内服：3～10克，煎服；入丸、散1～1.5克。外用：适量。炒用制其寒性，姜汁炒清胃止呕，酒炒清上焦火，吴茱萸炒清肝胆火。

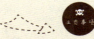

注意事项

脾胃虚寒者忌用，阴虚津伤者慎用。

附子泻心汤方

大黄12克，黄连6克，黄芩6克，附子（炮，别煮取汁）10克。

用法：以上四味药，切三味，以麻沸汤400毫升渍之，须臾，绞去滓，内附子汁，分温再服。

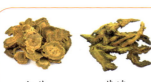

| 大黄 | 黄连 | 黄芩 | 附子（炮） |

功效解析：泻热除痞，扶阳固表。主治热痞兼表阳虚证。症见心下痞塞不通，按之柔软不痛，心下或胸中烦热、口渴，而后恶寒汗出，苔黄、关脉浮盛。

《伤寒论》中的常用药物：附子

性味与归经	味辛、甘，大热；有毒。归心、肾、脾经。

功能与主治 回阳救逆，补火助阳，散寒止痛。用于亡阳虚脱、肢冷脉微、心阳不足、胸痹心痛、虚寒吐泻、脘腹冷痛、肾阳虚衰、阳痿宫冷、阴寒水肿、阳虚外感、寒湿痹痛等。

用法与用量 内服：3～15克，煎服，宜先煎0.5～1小时，至口尝无麻辣感为度。

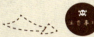

注意事项

孕妇慎用。不宜与半夏、瓜蒌、瓜蒌子、瓜蒌皮、天花粉、川贝母、浙贝母、平贝母、伊贝母、湖北贝母、白蔹、白及同用。

❧ 本以下之，故心下痞，与泻心汤，痞不解，其人渴而口燥烦，小便不利者，五苓散主之（一方云：忍之一日乃愈）。

伤寒，汗出解之后，胃中不和，心下痞硬，干噫 (yī) 食臭，胁下有水气，腹中雷鸣下利者，生姜泻心汤主之。

干噫食臭：嗳气带有食物气味。噫同嗳。臭，指气味。

腹中雷鸣：形容肠间响声明显。

生姜泻心汤方

生姜（切）12克，甘草（炙）、人参、黄芩、半夏（洗）各9克，干姜、黄连各3克，大枣（擘）12枚。

用法：以上八味药，以水2升，煮取1.2升，去滓，再煎取600毫升，温服200毫升，日三服。

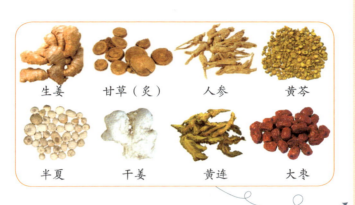

生姜　　甘草（炙）　　人参　　黄芩

半夏　　干姜　　黄连　　大枣

功效解析：和胃消痞，散结除水。主治水热互结、胃中不和、心下痞硬。症见心下痞满、干噫食臭、肠鸣下利。

《伤寒论》中的常用药物：**人参**

性味与归经 味甘、微苦，微温。归脾、肺、心、肾经。

功能与主治 大补元气，复脉固脱，补脾益肺，生津养血，安神益智。用于体虚欲脱、肢冷脉微、脾虚食少、肺虚喘咳、津伤口渴、内热消渴、气血亏虚、久病虚羸、惊悸失眠、阳痿宫冷、食少倦怠、妇女崩漏、小儿慢惊及久虚不复等。

用法与用量 内服：3～9克，小火另煎兑服；也可研粉吞服，一次2克，一日2次。用于急救15～30克，煎浓汁，数次灌服。

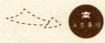

注意事项

不宜与莱菔子、藜芦、五灵脂同用。

读书笔记

【白话译文】

本来因为误下，形成胃脘部痞满，用泻心汤治疗，痞满却不能消除，且出现口干燥、心烦、小便不通畅症状，这是水饮内蓄所致，用五苓散温阳化气利水。

患外感病，汗出解表之后，因胃中不和，而致胃脘部痞硬，嗳气且有食物酸腐气味，胁下有水气，肠中鸣响如雷而下利，选用生姜泻心汤和胃消痞、消食散水。

💨 **伤寒中风，医反下之，其人下利日数十行，谷不化，腹中雷鸣，心下痞硬而满，干呕，心烦不得安。医见心下痞，谓病不尽，复下之，其痞益甚。此非结热，但以胃中虚，客气上逆，故使硬也，甘草泻心汤主之。**

【白话译文】

患太阳伤寒或中风证，医者本应发汗解表，反而用攻下法治疗，导致患者一天腹泻数十次，泻下不消化食物，腹中肠鸣，胃脘部痞满硬结，干呕，心中烦躁不安，医者见胃脘部痞硬，认为是邪热内结，病邪未尽，又用攻下之法治疗，致痞胀更加严重。这种情况并非邪热内结所造成的，而是因为中气虚弱，浊气上逆，气结心下，则胃脘部痞硬，治当益气和胃，消痞止呕，用甘草泻心汤主治。

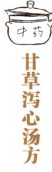

甘草泻心汤方

甘草（炙）12克，黄芩、干姜、半夏（洗）各9克，大枣（擘）12枚，黄连3克。

用法：以上六味药，以水2升，煮取1.2升，去滓，再煎取600毫升，温服200毫升，日三服。

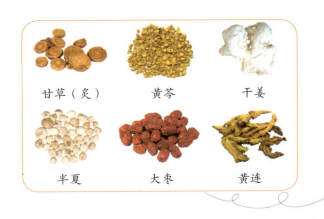

甘草（炙）　　黄芩　　　干姜

半夏　　　　大枣　　　黄连

功效解析：益气和胃，消痞止呕。主治胃气虚弱痞证。症见下利日数十行、谷不化、腹中雷鸣、心下痞硬而满、干呕心烦不安、苔薄白、脉细弱。

伤寒服汤药，下利不止，心下痞硬。服泻心汤已，复以他药下之，利不止。医以理中与之，利益甚。理中者，理中焦，此利在下焦，赤石脂禹余粮汤主之。复不止者，当利其小便。

理中焦：调理中焦脾胃。

下焦：指病在下部。

【白话译文】

伤寒表证，患者服药后出现腹泻不止，胃脘部痞胀硬结等症。医者用泻心汤治疗，又用其他药攻下治疗，腹泻仍不止。医者又以理中汤治疗，却致腹泻更加严重。究其原因，是因为理中汤是治疗中焦虚寒腹泻证之剂，而此种下利是因为下焦不固，主治应当用赤石脂禹余粮汤。若用赤石脂禹余粮汤仍然腹泻不止，则恐怕属水湿内盛之腹泻，应当用分利小便法治疗。

🌀 **伤寒，吐下后发汗，虚烦，脉甚微，八九日心下痞硬，胁下痛，气上冲咽喉，眩冒，经脉动惕者，久而成痿（wěi）。**

伤寒，发汗，若吐、若下，解后，心下痞硬、噫气不除者，旋覆代赭（zhě）汤主之。

痿：证候名，主要症状是两足软弱无力，不能行动。

旋覆代赭石汤方

旋覆花9克，人参6克，代赭石12克，甘草9克（炙），半夏（洗）9克，生姜10克，大枣（擘）12枚。

用法：以上七味药，以水2升，煮取1.2升，去滓，再煎取600毫升，温服200毫升，日三服。

功效解析：降逆化痰，益气和胃。主治胃虚气逆痰阻证。症见心下痞硬、噫气不除，或见纳差、呃逆、恶心，甚或呕吐、舌苔白腻、脉缓或滑。

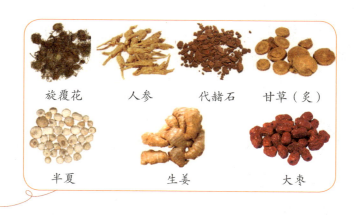

旋覆花　　人参　　代赭石　　甘草（炙）

半夏　　　生姜　　　　大枣

《伤寒论》中的常用药物：旋覆花

性味与归经 味苦、辛、咸，微温。归肺、胃、脾、大肠经。

功能与主治 消痰行水，降逆止呕。能温宣肺气以行水，苦咸则软坚降下以消痰。肺无痰湿，咳逆上气自除；胃无痰湿，胃气降呕噫可止。故有消痰行水、降逆止呕之功。

用法与用量 3～10克，包煎。

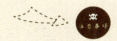

外感风热、阴虚火旺者忌用。

【白话译文】

患太阳伤寒证，误用吐下发汗的方法治疗，导致患者心烦不安、脉象十分微弱，病情延至八九天，更见胃脘部痞结胀硬、胁下疼痛、气上冲咽喉、眩晕昏冒、全身经脉跳动，时间久了，就会形成痿证。

患伤寒病，用发汗法或涌吐法或攻下法治疗后，外邪已解，唯有心下痞硬、噫气不减，用旋覆代赭汤主治。

下后，不可更行桂枝汤，若汗出而喘，无大热者，可与麻黄杏仁甘草石膏汤。

读书笔记

数下："数"读音如"朔"。数下，即屡用攻下的意思。

攻痞：治疗痞证。攻，此处是治疗的意思。

太阳病，外证未除而数下之，遂协热而利，利下不止，心下痞硬，表里不解者，桂枝人参汤主之。

伤寒大下后，复发汗，心下痞，恶寒者，表未解也，不可攻痞，当先解表，表解乃可攻痞。解表宜桂枝汤，攻痞宜大黄黄连泻心汤。

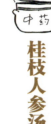

桂枝人参汤方

桂枝（别切）12克，甘草（炙）12克，白术、人参、干姜各9克。

用法：以水900毫升，先煮甘草（炙）、白术、人参、干姜四味，取500毫升，纳桂枝，更煮取300毫升，去滓，温服100毫升，日二次，夜一次。

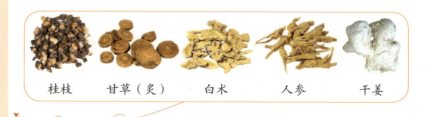

桂枝　　甘草（炙）　　白术　　人参　　干姜

功效解析：解表温中。治太阳病，外证未除，而数下之，以致中焦虚寒，下利不止，心下痞硬，表里不解者。

【白话译文】

表证攻下后，不能再用桂枝汤。若外邪内入，热邪壅肺，出现汗出气喘，表热证已除，可用麻黄杏仁甘草石膏汤治疗。

　　患太阳病，在外的表证还未解除，却屡用攻下法治疗，于是就会出现挟表热而下利的症状；如果下利连续不断，胃脘部痞塞硬满，这是表证与里证并见，用桂枝人参汤主治。

　　伤寒表证，用泻药攻下治疗后，再发其汗，导致心下痞塞，若出现发热、怕冷等症状，说明表证仍未解除，不能先泄热消痞，而应先解表，待表证解除以后才能泄热消痞。桂枝汤适宜解表，而大黄黄连泻心汤适宜泄热消痞。

　🌊 **伤寒发热，汗出不解，心中痞硬，呕吐而下利者，大柴胡汤主之。**

【白话译文】

　　伤寒发热，汗出而热不退，胃脘部痞硬，上则呕吐，下则腹泻，是邪入少阳所致，用大柴胡汤清泄少阳、通下邪热。

　🌊 **病如桂枝证，头不痛，项不强，寸脉微浮，胸中痞硬，气上冲喉咽，不得息者，此为胸有寒也。当吐之，宜瓜蒂散。**

胸有寒：此处之寒，泛指邪气，包括痰涎宿食。

【白话译文】

　　疾病的表现像桂枝证，但头不痛，项部不拘急，寸部脉微浮，胸脘痞胀硬结，气上冲咽喉，呼吸不畅，这是痰实之邪停滞胸中所致，应当采用吐法，可用瓜蒂散治疗。

🌀 **病胁下素有痞，连在脐旁，痛引少腹，入阴筋者，此名脏结，死。**

入阴筋：阴茎缩入。

【白话译文】

患者胁下素有痞块，发作时从脐旁到小腹牵引疼痛，甚至痛牵引阴茎，致阴茎缩入，叫作脏结证，为死候。

🌀 **伤寒，若吐、若下后，七八日不解，热结在里，表里俱热，时时恶风，大渴，舌上干燥而烦，欲饮水数升者，白虎加人参汤主之。**

【白话译文】

患伤寒病，误用吐法或下法治疗后，经过七八天疾病未解除，蕴热于里，表里俱热，患者时时感觉怕风，口渴严重，舌苔干燥而心烦不安，欲饮大量的水，用白虎加人参汤主治。

读书笔记

🌀 **伤寒，无大热，口燥渴，心烦，背微恶寒者，白虎加人参汤主之。**

【白话译文】

患外感病，表无大热而里热炽盛，患者出现口干舌燥、心中烦躁不安、背部微感畏冷的症状，可用白虎加人参汤主治。

❧ **伤寒，脉浮，发热无汗，其表不解，不可与白虎汤。渴欲饮水，无表证者，白虎加人参汤主之。**

【白话译文】

患伤寒病，脉象浮，发热无汗，是表证未解，不可用白虎汤。如果患者口渴要喝水，并且没有表证，可用白虎加人参汤主治。

❧ **太阳少阳并病，心下硬，颈项强而眩者，当刺大椎、肺俞、肝俞，慎勿下之。**

　太阳少阳合病，自下利者，与黄芩汤；若呕者，黄芩加半夏生姜汤主之。

【白话译文】

太阳病未解，又并发少阳病，患者有胃脘部痞结胀硬，颈项拘急不舒，头晕目眩等症状出现，应当针刺大椎、肺俞、肝俞诸穴，千万不可用攻下的方法治疗。

🖊 读书笔记

太阳与少阳同时患病，自行下利，是少阳之热移行胃肠所致，用黄芩汤清热止利；若少阳邪热逆于胃，胃气上逆而呕，于黄芩汤方中加半夏、生姜和胃降逆止呕。

☙ 伤寒，胸中有热，胃中有邪气，腹中痛，欲呕吐者，黄连汤主之。

伤寒八九日，风湿相搏，身体疼烦，不能自转侧，不呕不渴，脉浮虚而涩者，桂枝附子汤主之。若其人大便硬（一云脐下心下硬），小便自利者，去桂加白术汤主之。

【白话译文】

患外感病，患者胸中有邪热，腹中有寒，腹中疼痛，欲吐等症状，可用黄连汤清上温下、交通阴阳。

患外感病八九天后，由于风湿相互搏结，患者身体疼痛剧烈、不能自行转侧、不作呕、口不渴、脉象浮虚而涩者，主治用桂枝附子汤。若患者大便硬结、小便通畅，可用去桂加白术汤主治。

掣痛：疼痛有牵引拘急的感觉。

☙ 风湿相搏，骨节烦疼，掣 (chè) 痛不得屈伸，近之则痛剧，汗出短气，小便不利，恶风不欲去衣，或身微肿者，甘草附子汤主之。

伤寒，脉浮滑，此表有热，里有寒，白虎汤主之。

里有寒：应是里有热。

【白话译文】

风湿相互搏结，周身关节剧烈疼痛，牵引拘急不能屈伸，触按则疼痛得更厉害，出汗，短气，小便不通畅，怕风不愿意减衣，或身体轻度浮肿，用甘草附子汤主治。

患外感病，脉象浮滑，这是表有热，里也有热，用白虎汤主治。

伤寒，脉结代，心动悸，炙甘草汤主之。

脉结代：结脉和代脉并称，张景岳说："脉来忽止，止而复起，总谓之结。"代者，更代之意，于平脉中忽见软弱，或乍疏乍数，或断而复起，均名为代。

心动悸：心跳动得很厉害。

【白话译文】

患外感病，脉象结代、心中悸动不宁，用炙甘草汤主治。

结脉

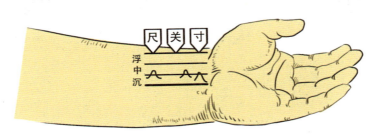

代脉

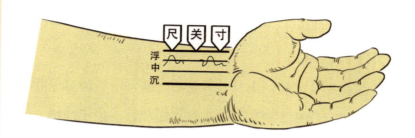

炙甘草汤方

甘草（炙）12克，人参、阿胶各6克，生地黄30克，生姜（切）、桂枝（去皮）各9克，麦冬（去心）、麻仁各10克，大枣（擘）30枚。

用法：以上九味药，以清酒10毫升，加水800毫升，先煮八味，取300毫升，去滓，内胶烊（yáng）消尽，温服100毫升，一日三次。

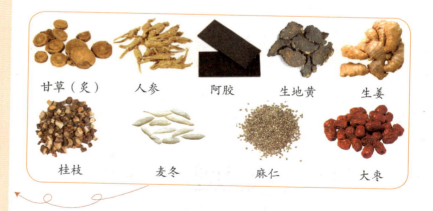

甘草（炙）　　人参　　阿胶　　生地黄　　生姜

桂枝　　麦冬　　麻仁　　大枣

功效解析：益气养血，滋阴复脉。主治阴血不足、阳气虚弱证。症见脉结代、心动悸、虚羸少气、舌光少苔或质干而瘦小。

《伤寒论》中的常用药物：麦冬

性味与归经	味甘、微苦，微寒。归心、肺、胃经。
功能与主治	养阴生津，润肺清心。用于肺燥干咳、阴虚痨嗽、喉痹咽痛、津伤口渴、内热消渴、心烦失眠、肠燥便秘等。
用法与用量	内服：6～12 克，煎服。

风寒或痰饮咳嗽、脾虚便溏者忌服。

脉按之来缓，时而一止复来者，名曰结。又脉来动而中止，更来小数，中有还者反动，名曰结，阴也。脉来动而中止，不能自还，因而复动者，名曰代，阴也。得此脉者，必难治。

【白话译文】

脉象按之见缓，时而一止而又继续跳动，即为结脉。又有脉象跳动中一止，能够自还，脉搏停止间歇时间短，复跳的脉稍快，名为"结"，属于阴脉。脉象跳动中一止，不能自还，良久方再搏动，名为"代"，属于阴脉。有这种脉象出现的，大多不容易治疗。

读书笔记

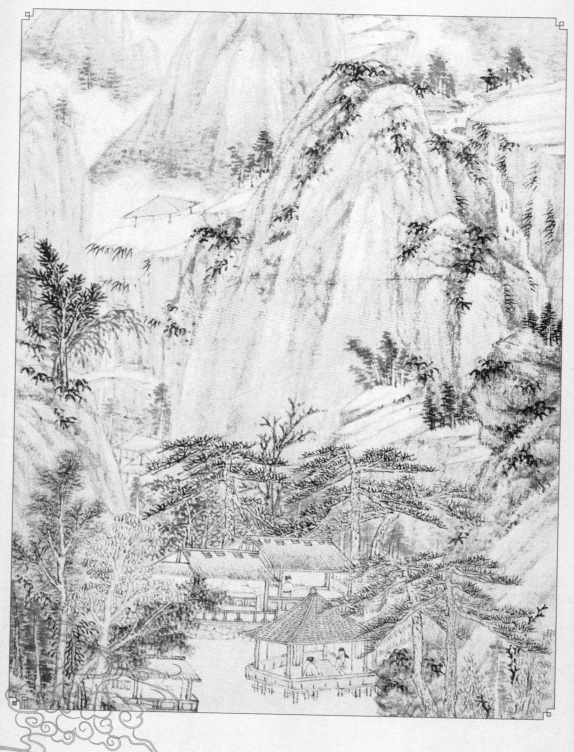

第二章

辨阳明

病脉证并治

名家带你读

　　本章论述了阳明病的基本特点；分析了阳明病里热实证的主要脉证及其病因、病机，阳明病热证和实证，以及阳明病变之发黄证、血热证的辨证论治；论述了阳明中风、阳明中寒等虚证、寒证的辨证论治。

脾约：因胃热
乏津，脾不能
为胃行其津液
而致津亏便秘
的病证。

胃家实：胃与
肠中有燥热等
实邪。《伤寒
论》中"胃家"
包括了胃与大
肠两方面。

🌀 **问曰：病有太阳阳明，有正阳阳明，有少阳阳明，何谓也？**

答曰：太阳阳明者，脾约（一云络）是也；正阳阳明者，胃家实是也；少阳阳明者，发汗、利小便已，胃中燥烦实，大便难是也。

【白话译文】

问：三种不同的病证，有太阳阳明、正阳阳明、少阳阳明，分别指的是什么？

答：太阳阳明证，就是指脾约证，即胃燥津伤而引起的便秘证；正阳阳明，就是指胃家实证，即肠胃燥热积滞成实证；少阳阳明，是指误用发汗、利小便之法，使津液损伤，致津枯肠燥而成实，形成便秘。

🌀 **阳明之为病，胃家实是也。**

【白话译文】

阳明病的主要病变特征，是胃肠燥热实。

🌀 **问曰：何缘得阳明病？**

答曰：太阳病，若发汗，若下，若利小便，此亡津液，胃中干燥，因转属阳明；不更衣，内实，大便难者，此名阳明也。

不更衣：不大便。
古人登厕，托言
更衣，因此，更
衣又为大便的
雅称。

内实：肠内有
燥屎结滞。

【白话译文】

问：阳明病是怎么得的呢?

答：患太阳表证，若发汗太过，或误用攻下之法，或误用利小便之法，导致津液损伤、肠胃干燥，病邪因而传入阳明，导致不解大便、肠胃燥结成实、大便困难者，即所谓的阳明病。

● **问曰：阳明病，外证云何?**

　　答曰：身热，汗自出，不恶寒，反恶热也。

外证：表现在外的证候。

【白话译文】

问：阳明病的外在证候有何特点?

答：是身热，汗自出，不怕冷，反而怕热。

● **问曰：病有得之一日，不发热而恶寒者，何也?**

　　答曰：虽得之一日，恶寒将自罢，即自汗出而恶热也。

读书笔记

【白话译文】

问：有这种情况，在刚患阳明病的第一天，出现不发热而怕冷的症状，是什么原因呢?

答：虽然是阳明病开始的第一天，这种怕冷也会自行停止，旋即出现自汗而怕热的证候。

🌀 问曰：恶寒何故自罢？

答曰：阳明居中，主土也，万物所归，无所复传，始虽恶寒，二日自止，此为阳明病也。

【白话译文】

问：怕冷的症状为什么能够自行消除？

答：阳明为中央戊土，土者，万物所归，也就是说诸经的病证，都可转为阳明。阳明病已是阳热亢极的阶段，所以很少传变他经。因此，开始虽有短暂怕冷的症状，第二天就会自己停止，这种情况就是阳明病。

🌀 **本太阳初得病时，发其汗，汗先出不彻，因转属阳明也。伤寒发热无汗，呕不能食，而反汗出濈濈（jí jí）然者，是转属阳明也。**

【白话译文】

本来属太阳病，在刚得病的时候，使用了发汗的方法，由于出汗不透彻，因而导致邪气内转为阳明。患外感病，

主土：土是五行之一，脾胃束属于土。由于脾和胃的生理功能以及病态表现的不同，所以有脾属阴土，胃属阳土的分别；又因土的方位在中央，所以说阳明居中主土。

濈濈然：形容汗出连绵不断。

出现发热无汗、呕吐、不能进食的症状，是伤寒邪热亢盛的表现，若反而出现不断出汗，是邪传阳明的标志。

🌀 **伤寒三日，阳明脉大。**

　　伤寒，脉浮而缓，手足自温者，是为系在太阴。太阴者，身当发黄；若小便自利者，不能发黄。至七八日大便硬者，为阳明病也。

　　伤寒转系阳明者，其人濈然微汗出也。

【白话译文】

　　患伤寒病第三天，若病证在阳明，则燥热之盛于中，诊得脉形宽阔洪大，其势如波涛汹涌。

　　患外感病，脉象浮而缓，手足温暖，这是病证属太阴。太阴寒湿内郁，患者身体应当发黄；若小便通畅，则湿有出路，不会发黄。到了第七、第八天，若大便硬结，则是湿邪化燥，已转成为阳明病。

　　外感热病由他经转属而为阳明病，患者就会连绵不断地微微出汗。

🌀 **阳明中风，口苦，咽干，腹满微喘，发热恶寒，脉浮而紧，若下之，则腹满，小便难也。**

　　阳明病，若能食，名中风；不能食，名中寒。

脉大：是言脉形宽阔洪大，其势如波涛汹涌。

系在太阴：病属太阴。系，联系、关系。

转系阳明：转属阳明。

🖊读书笔记

固瘕：寒气结积的证候名称。

水谷不别：因水湿不能从小便而去，易与不消化的谷物相混。

> 　　阳明病，若中寒者，不能食，小便不利，手足濈然汗出，此欲作固瘕（jiǎ），必大便初硬后溏；所以然者，以胃中冷，水谷不别故也。

【白话译文】

　　阳明病感受风邪，出现口苦、咽喉干燥、腹部胀满、微微气喘、发热怕冷、脉象浮紧的症状，不能用攻下法治疗。若误行攻下法治疗，必正虚邪陷，津液损伤，会使腹部胀满变得更加厉害，小便不易解出。

　　患阳明病，如果能够饮食者，称为中风，因风为阳热之邪，热则消谷；不能够饮食者，则称为中寒，因寒为阴邪，易伤胃中阳气，胃阳受伤则不能腐热水谷。

　　阳明中寒证，不能饮食，小便不通畅，手足不断出汗的，这是将要形成固瘕的征兆，大便初出干硬，后见稀溏。这是胃中寒冷、不能消化水谷的缘故。

奄然：突然。

谷气：水谷的精气，此处指人体之正气。

> 　　阳明病，初欲食，小便反不利，大便自调，其人骨节疼，翕翕如有热状，奄（yǎn）然发狂，濈然汗出而解者，此水不胜谷气，与汗共并，脉紧则愈。

【白话译文】

患阳明病，起初患者食欲正常，大便通畅，小便反而不利。患者感到骨节疼痛，好像有微微发热的症状，突然狂躁不安，这是水湿郁滞肌表的表现，如果全身不断地出汗，随之而疾病痊愈。这是水湿之邪不胜谷气，邪随汗出，脉见紧象，所以知为病愈。

阳明病，欲解时，从申至戌（xū）上。

【白话译文】

患阳明病将要痊愈的时间，在下午 3 时至晚上 9 时之间。这段时间正是太阳落山前后的 6 个小时。自然界的阳气由午后的隆盛状态逐渐衰减下来。阳明病本属阳热过亢之实证热证，此时在里之邪热也顺应自然界阳气之衰减而下挫，有利于泄热于外，因此为阳明病痊愈的时间。

阳明病，不能食，攻其热必哕。所以然者，胃中虚冷故也。以其人本虚，攻其热必哕。

阳明病，脉迟，食难用饱，饱则微烦，头眩，必小便难，此欲作谷疸（dǎn）。虽下之，腹满如故，所以然者，脉迟故也。

从申至戌：申，下午 3 时至 5 时；戌，晚上 7 时至 9 时。从申至戌，即从下午 3 时至晚上 9 时。

谷疸：因水谷湿邪症滞而导致的黄疸。谷疸根据其性质有湿热与寒湿的区分，此处指后者而言，即寒湿黄疸。

【白话译文】

患阳明中寒证，患者不能吃东西，若误用苦寒药泄热治疗，就会产生呃逆，这是胃中虚寒的缘故。由于患者的胃气本来就虚弱，又再用苦寒泄热法治疗，必使胃气更虚而产生呃逆的变证。

患阳明病，脉象现迟脉，吃东西不敢过饱，饱食就会微烦不适，头晕眼花，小便必然困难不畅，这是将要发作谷疸的征象。虽然服用泻下方药，但是腹部依然胀满，之所以会这样，是因为脉迟的缘故。

🌀 阳明病，法多汗，反无汗，其身如虫行皮中状者，此以久虚故也。

阳明病，反无汗，而小便利，二三日呕而咳，手足厥者，必苦头痛。若不咳不呕，手足不厥者，头不痛。

阳明病，但头眩，不恶寒，故能食而咳，其人咽必痛。若不咳者，咽不痛。

【白话译文】

阳明热实证的一般规律是多汗，而今无汗，身痒如虫在皮肉之间爬行一样，这是阳明气虚的缘故。阳明之气主肌肉，津液不足，无汗，热邪不能透发外出，壅遏于肌表，则身痒。

阳明病的一般规律是多汗，而反无汗者，今小便利，说明属阳明虚寒。阳明虚寒，腐熟无权，则易生水饮。在患病的第二天或第三天，寒饮上犯，使胃气上逆则发生呕吐；使肺气不降而发生咳嗽；胃气虚寒则手足厥冷；上蒙清阳则头痛。若阳明气虚不甚，内无寒饮，则不呕、不咳、手足不厥、头也不痛。

患阳明病，易动风阳，上扰清窍，则头目眩晕。阳明热盛于内而蒸腾于外，则不怕冷。阳明热盛，能消化水谷，所以患者能吃东西。肺与胃以经脉相连，关系非常密切，若阳明内热邪上迫于肺，肺失清肃则咳，热邪循经上咽喉，则发生咽喉痛。如果不咳，咽喉也不痛。

❧ **阳明病，无汗，小便不利，心中懊侬者，身必发黄。**

　　阳明病，被火，额上微汗出，小便不利者，必发黄。

　　阳明病，脉浮而紧者，必潮热，发作有时。但浮者，必盗汗出。

　　阳明病，口燥，但欲漱水，不欲咽者，此必衄。

潮热：发热定时而作，犹似潮水如期而至。

盗汗：寐中出汗，犹如盗贼出没于夜间一般。

【白话译文】

患阳明病，不出汗，乃阳明之热被湿邪所郁遏，湿热纠缠，难解难分，热不得越，湿不得泄，则身无汗。湿热蕴郁于里，三焦水道不通，则小便不通畅。湿热蕴郁内扰，则心中烦闷至极，若湿热不解，蕴郁熏蒸，肌肤就会发黄。

患阳明病，误用火法治疗，患者只是额头上微微汗出，而且小便也不通畅，肌肤就会发黄。

患阳明病，出现浮紧之脉，是里热邪实的征象，发热盛于申酉之时，犹似潮水如期而至。若其脉不紧，但浮，是阳明之热虽盛，而腑未结实，睡觉时则阳入于阴，卫表不固，邪热逼迫津液外泄，故睡中汗出。

患阳明病，因燥热亢盛，消耗津液，则口渴，如果只想漱水而不欲咽下，是热入血分，血热妄行，灼伤阳络，一定会流鼻血。

差：临床症状已经解除，而尚未康复。

🌀 **阳明病，本自汗出，医更重发汗，病已差，尚微烦不了了者，此必大便硬故也。以亡津液，胃中干燥，故令大便硬。当问其小便日几行，若本小便日三四行，今日再行，故知大便不久出。今为小便数少，以津液当还入胃中，故知不久必大便也。**

【白话译文】

患阳明病，本来自身就有出汗的症状，医者又重用发汗的方法，虽然病证已经解除，但还有些微烦不爽适，这必定是大便干硬未得排解的缘故。因为汗出过多而津液耗伤，肠中干燥，所以使得大便干硬。这时应当询问患者一天小便几次，如果小便本来一天三四次，现在一天只有两次，就可知道大便不久自出。现据小便次数减少，推知津液当还入肠中，所以知道不久必解大便。

🌀 **伤寒呕多，虽有阳明证，不可攻之。**

阳明病，心下硬满者，不可攻之，攻之利遂不止者死，利止者愈。

阳明病，面合色赤，不可攻之；攻之必发热色黄者，小便不利也。

阳明病，不吐不下，心烦者，可与调胃承气汤。

攻之：此处是指泻下的方法。

面合色赤：满面颜色通红。

读书笔记

【白话译文】

患伤寒病，出现呕吐剧烈时，虽然有阳明腑实证，治疗时也不能用攻下法。

患阳明病，出现胃脘部硬满，不可用泻下方药。误用泻下，而致腹泻不止，可危及生命；如果腹泻停止，还能痊愈。

患阳明病，患者满面通红的，治疗时不能用攻下法治疗。误用攻下法，就会出现发热、肌肤发黄、小便不通畅的变证。

患阳明病，没有经过催吐和泻下治疗，而出现心烦不安的症状，可以给予调胃承气汤治疗。

阳明病，脉迟，虽汗出不恶寒者，其身必重，短气腹满而喘，有潮热者，此外欲解，可攻里也。手足濈然而汗出者，此大便已硬也，大承气汤主之。若汗多，微发热恶寒者，外未解也，（一法与桂枝汤）其热不潮，未可与承气汤；若腹大满不通者，可与小承气汤，微和胃气，勿令至大泄下。

【白话译文】

患阳明病，脉象迟，虽出汗但不怕冷，患者必然感到身体沉重、气促、腹部胀满、喘息、一阵阵发热，这是表证即将解除而已成里实征兆，可以用攻下里实法治疗。若手足不断出汗，这表面大便已经硬结，用大承气汤主治。若出汗较多，轻微发热而怕冷，这是表证未解，患者虽然发热但还不是一阵阵的发热，不能用承气汤攻下治疗。若腹部胀满厉害、大便不通，可用小承气汤轻微泻下以和畅胃气，不可用峻泻药攻下治疗。

大承气汤方

大黄（酒洗）、枳实（炙）各12克，厚朴（去皮）15克，芒硝9克。

用法：以上四味药，以水1升，先煮厚朴、枳实，取500毫升，去滓；纳大黄，更煮取200毫升，去滓，纳芒硝，再上微火煎一二沸，分二次温服。得下，余勿服。

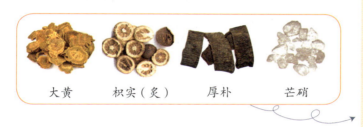

大黄　　　枳实（炙）　　　厚朴　　　芒硝

功效解析：峻下热积。主治阳明腑实证。症见身热汗出、心下痞塞不通、胸腹胀满、大便干燥、腹痛拒按，或热结旁流、下利清水、其气臭秽（实）、舌苔黄燥起刺、脉沉实。

《伤寒论》中的常用药物：**厚朴**

| 性味与归经 | 味苦、辛，温。归脾、胃、肺、大肠经。 |

| 功能与主治 | 燥湿消痰，下气除满。用于湿滞伤中、脘痞吐泻、食积气滞、腹胀便秘、痰饮喘咳等。 |

| 用法与用量 | 3～10克，煎服，或入丸、散。 |

气虚津亏者、孕妇慎用。

✏ 读书笔记

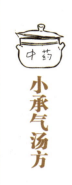

小承气汤方

大黄（酒洗）12克，厚朴（炙，去皮）6克，枳实（大者，炙）9克。

用法：以上三味药，以水800毫升，煮取400毫升，去滓，分二次温服。

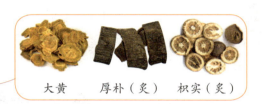

大黄　　厚朴（炙）　　枳实（炙）

功效解析：轻下热结，除满消痞。主治伤寒阳明腑实证。症见大便不通、谵语潮热、脘腹痞满、舌苔黄腻、脉滑疾；或痢疾初发、腹中胀痛、里急后重等。

转矢气：肠中屎气下趋，俗言放屁。

✎ 读书笔记

🌀 阳明病，潮热，大便微硬者，可与大承气汤；不硬者，不可与之。若不大便六七日，恐有燥屎，欲知之法，少与小承气汤，汤入腹中，转矢（shǐ）气者，此有燥屎也，乃可攻之。若不转矢气者，此但初头硬，后必溏，不可攻之，攻之必胀满不能食也，欲饮水者，与水则哕。其后发热者，必大便复硬而少也，以小承气汤和之。不转矢气者，慎不可攻也。

【白话译文】

患阳明病，一阵阵发热，大便微有硬结，为燥屎内阻、里实已成，可以用大承气汤进行攻下里实治疗；若大便不硬结的，是内无燥屎，则不能用大承气汤。若患者六七天不解大便，恐有燥屎内阻，想知道是否是燥屎内阻，可给予少量小承气汤，服药后若屎气转动而放屁，即为有燥屎的征象，才能够用攻下法治疗；若服药后不放屁，则是大便初出硬结、后部稀溏，不能用攻下法，若攻下就会形成腹部胀满，不能进食，甚至饮水就会发生呃逆的变证。若攻下后又出现发热，则一定是燥屎复结，大便再次变硬而量较少，此时，应当用小承气汤和畅胃气而攻下。由此可见，若服小承气汤不放屁者，千万不能攻下。

夫实则谵语，虚则郑声。郑声者，重语也。直视谵语，喘满者死，下利者亦死。

发汗多，若重发汗者，亡其阳，谵语，脉短者死；脉自和者不死。

【白话译文】

凡热实病证的严重阶段，多表现为声高气粗而胡言乱语；虚衰病证的后期阶段，多表现为声音低微、语言重复。所谓郑声，就是语言重复。如果两眼直视而胡言乱语，又兼有气喘胀满，多为死候；如兼有下利，也是死候。

发汗太过，或重复发汗，会大伤阳气，出现胡言乱语、脉象短的症状，属于死候；若脉与证相应，不属于死候。

谵语：语言错乱，没有伦次，声音粗壮。

郑声：语言重复，没有变化，说过又说，声音低微。

脉短：脉形短，是上不至寸，下不至尺，只有关脉搏动。

脉自和：与脉短相对，也就是脉象平和，尚属于正常。

短脉

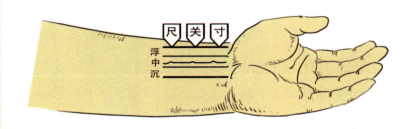

🌀 **伤寒若吐、若下后，不解，不大便五六日，上至十余日，日晡所发潮热，不恶寒，独语如见鬼状。若剧者，发则不识人，循衣摸床，惕而不安。微喘直视，脉弦者生，涩者死。微者，但发热谵语者，大承气汤主之。若一服利，则止后服。**

【白话译文】

患伤寒病，误施吐法或下法治疗，热邪不解，五六天不解大便，甚至十多天，午后一阵阵发热，不怕冷，患者自言自语好像见鬼一般。若病情进一步恶化，则燥热伤津增剧，心胃火燔严重，发展至神志不清、昏不识人、循衣摸床、肢体躁动不安、精神不宁等脏阴竭乏、阴不敛阳、神不守舍、气不归根的危候。呼吸急促，目瞪而不能运转，脉弦长有力，病虽重，但其禀赋较厚，津液尚未全竭，正气尚存，还有生机，可做急下存阴的治疗；若脉见短涩，是正虚邪实，阴液将竭，胃气不存，生命难以为继。如果病势尚未极重，只要出现发热、胡言乱语症状的，当用大承气汤及时泻下，以防病情加剧或恶化。如果服用一剂，利下，中病即止，以免过量伤正。

💫 **阳明病，其人多汗，以津液外出，胃中燥，大便必硬，硬则谵语，小承气汤主之。若一服谵语止者，更莫复服。**

　　阳明病，谵语，发潮热，脉滑而疾者，小承气汤主之。因与承气汤一升，腹中转气者，更服一升；若不转气者，勿更与之。明日又不大便，脉反微涩者，里虚也，为难治，不可更与承气汤也。

脉滑而疾：脉象圆滑流利，如珠走盘，应指快速，一息七八至。

微涩：微弱无力，往来艰涩，不流利。

【白话译文】

　　患阳明病，因患者出汗太多，以致津液外泄，胃肠中的津液减少而干燥，大便必定结硬，大便硬则会胡言乱语，可用小承气汤主治。若服用后胡言乱语停止，就不要再服。

　　患阳明病，胡言乱语，一阵阵发热，若见脉象圆滑流利，说明阳热虽盛，但燥实结聚未甚，尚未完全敛结成实，当以小承气汤和下为宜。可先给予小承气汤一升，若腹中有气转动，是因药物作用于肠腑之燥结，推动浊气下趋而致，可以继续使用小承气汤原方，待大便通畅。

🖊读书笔记

若不转气，则是肠腑中无燥屎阻结，浊热之气不甚，而多为大便初硬后溏，不可再用小承气汤泻下。若服用小承气汤后，第二天又不解大便，脉由滑疾转变为微涩，则里虚之象毕现，病重势急，攻补两难，甚为棘手，不可再用小承气汤泻下。

滑脉

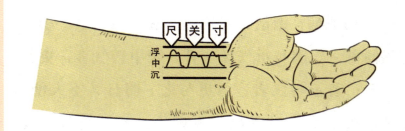

胃中：此处实指肠中。

🌀 **阳明病，谵语有潮热，反不能食者，胃中必有燥屎五六枚也；若能食者，但硬耳，宜大承气汤下之。**

阳明病，下血谵语者，此为热入血室，但头汗出者，刺期门，随其实而泻之，濈然汗出则愈。

🖊读书笔记

【白话译文】

患阳明病，表现为胡言乱语，一阵阵发热，反而不能进食者，是肠中燥屎已成，应用大承气汤攻下燥屎；若尚能进食的，只是大便硬结，应用小承气汤和畅胃气。

患阳明病，出现便血并胡言乱语者，这是热入血室，如果只是头部出汗，当针刺期门穴，以泄去实邪，如能周身微微出汗，疾病就可痊愈。

🌀 **汗出谵语者，以有燥屎在胃中，此为风也，须下者，过经乃可下之。下之若早，语言必乱。以表虚里实故也。下之则愈，宜大承气汤。**

过经：意指太阳经表证已解。

伤寒四五日，脉沉而喘满，沉为在里，而反发其汗，津液越出，大便为难，表虚里实，久则谵语。

【白话译文】

出汗且胡言乱语者，这是因为外有太阳中风，内有燥屎阻结。燥屎内结必须用泻下法治疗，但是须待太阳表证解除后才能用攻下之法。若过早使用攻下法治疗，则会导致表邪尽陷而里实益甚，出现神昏、语言错乱的症状。若表证已解而里实未除，用攻下法治疗则会痊愈，可用大承气汤。

患伤寒病四五天，患者出现脉象沉、气喘、胀满的症状。沉脉是病在里，而反治以发汗法，以致津液随汗越出，大便因而困难。汗出为表虚，便难为里实，时间延久，就会出现胡言乱语的症状。

📝 读书笔记

🌀 **三阳合病，腹满身重，难以转侧，口不仁，
面垢，（又作枯一云向经），谵语，遗尿。发汗
则谵语。下之则额上生汗，手足逆冷。若自汗出者，
白虎汤主之。**

**二阳并病，太阳证罢，但发潮热，手足漐漐
汗出，大便难而谵语者，下之则愈，宜大承气汤。**

【白话译文】

太阳、阳明、少阳三经同时发病，患者腹部胀满、身体
沉重、转侧困难、口中麻木不仁、面部垢浊、胡言乱语、小
便失禁。如果出现身热、自汗出等症状，是邪热偏重于阳明，
主治用白虎汤。若用发汗法治疗，会使胡言乱语更厉害。若
妄行攻下之法，就会造成额上出汗、四肢冰冷的变证。

太阳、阳明两经同时病，太阳表证已解，只是一阵阵
发热，手足微微出汗，大便解出困难而胡言乱语，是属阳
明里实，攻下里实则可痊愈，适宜用大承气汤治疗。

🌑 **阳明病，脉浮而紧，咽燥口苦，腹满而喘，
发热汗出，不恶寒，反恶热，身重。若发汗则躁，
心愦愦(kuì)，反谵语；若加温针，必怵(chù)
惕，烦躁不得眠；若下之，则胃中空虚，客气动膈，**

心中懊憹。**舌上胎者，栀子豉汤主之。**

　　若渴欲饮水，口干舌燥者，白虎加人参汤主之。

舌上胎者：舌上有黄白薄腻苔垢。胎通苔。

【白话译文】

　　患阳明病，患者脉象浮而且紧，咽中干，口味苦，腹部胀满而气喘，发热汗出，不怕冷，反怕热，身体沉重。如误用发汗的方法治疗，会使患者心中烦乱，反而引起胡言乱语；如误用温针，会使患者出现恐惧、惊惕、烦躁不得安眠的症状；如误用泻下的方法治疗，则损伤胃气，邪热扰于胸膈，引起心中烦闷不安。若舌上有黄白薄腻苔，可用栀子豉汤主治。

　　如果误用下法治疗后热盛津伤，出现口渴想喝水、口干舌燥的症状，用白虎加人参汤主治。

　　若脉浮发热，渴欲饮水，小便不利者，猪苓汤主之。

读书笔记

【白话译文】

　　如果误用下法治疗后出现脉浮、发热、口渴想喝水、小便不通畅者，属阴伤有热、水热互结于下焦，用猪苓汤主治。

中药

猪苓汤方

猪苓（去皮）、茯苓、泽泻、阿胶、滑石（碎）各9克。

用法：以上五味药，以水800毫升，先煮四味，取400毫升，去津，入阿胶烊消，分二次温服。

功效解析：滋阴，清热，利水。主治水热互结而兼阴虚之证。症见小便不利、口渴、身热、舌红、脉细数。又可治小便涩痛、血淋、小腹胀满等。

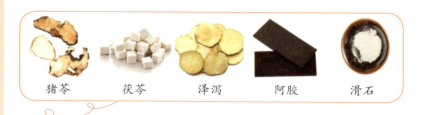

| 猪苓 | 茯苓 | 泽泻 | 阿胶 | 滑石 |

《伤寒论》中的常用药物：猪苓

性味与归经	味甘、淡，平。归肾、膀胱经。
功能与主治	利水渗湿。用于小便不利、水肿、泄泻、淋浊、带下等。
用法与用量	6～12克，煎服。

注意事项

目昏、肾虚、无水湿者忌服。

✎ 读书笔记

🌀 阳明病，汗出多而渴者，不可与猪苓汤，以汗多胃中燥，猪苓汤复利其小便故也。

脉浮而迟，表热里寒，下利清谷者，四逆汤主之。

若胃中虚冷，不能食者，饮水则哕。

脉浮发热，口干鼻燥，能食者则衄。

【白话译文】

患阳明病，出汗多且口渴，属于汗多津伤、胃津不足的口渴，不能用猪苓汤治疗。因为猪苓汤能够通利患者小便，从而进一步损伤津液。

患者脉浮而迟，表有热象，里是虚寒，如果患者出现腹泻并且大便中有不消化的食物，用四逆汤主治。

如果胃中虚寒不能吃东西，饮水后，水寒内抑胃阳，使胃中虚寒更甚，胃气不能下降，反而逆行于上，故而发生呃逆、呕哕之变证。

脉浮发热，口干鼻燥，能吃东西者，则将要发生鼻出血。

阳明病，下之，其外有热，手足温，不结胸，心中懊恼，饥不能食，但头汗出者，栀子豉汤主之。

阳明病，发潮热，大便溏，小便自可，胸胁满不去者，与小柴胡汤。

【白话译文】

患阳明病，经用泻下法治疗，身热未除，手足温暖，无结胸的表现，心中烦躁异常，嘈杂似饥而不能吃东西，仅头部出汗，用栀子豉汤主治。

饥不能食：心烦懊恼太甚，似饥非饥，心中嘈杂似饥，而又不能进食。

小便自可：小便还较正常。

患阳明病，一阵阵发热，大便溏薄（不硬），小便还较正常，胸胁部闷满依然不除者，可用小柴胡汤治疗。

🌙 **阳明病，胁下硬满，不大便而呕，舌上白苔者，可与小柴胡汤。上焦得通，津液得下，胃气因和，身濈然而汗出而解。**

【白话译文】

患阳明病，胁下痞硬胀满，不解大便，呕吐，舌苔发白的，为柴胡证未除，可用小柴胡汤治疗。用药后，上焦经气得以畅通，津液能够下达，胃肠功能得以恢复，全身就会畅汗而疾病痊愈。

🌙 **阳明中风，脉弦浮大而短气，腹都满，胁下及心痛，久按之气不通，鼻干，不得汗，嗜卧，一身及面目悉黄，小便难，有潮热，时时哕，耳前后肿，刺之小差，外不解，病过十日，脉续浮者，与小柴胡汤。**

📝 读书笔记

【白话译文】

患阳明中风证，表现为脉象弦浮而大，腹部胀满，两胁及心下疼痛，按压很久而气仍不畅通，鼻中干燥，无汗，嗜睡，全身及面目都发黄，小便困难，有阵阵发热，呃逆不断，耳前后部肿胀者。证属三阳合病，治疗时应当先用针刺法以泄里热。针刺后里热得泄，病情稍减，而未除太阳、少阳证，病邪经过了十余天，脉象弦浮，可用小柴胡汤以解少阳之邪。

🌀 **脉但浮，无余证者，与麻黄汤。若不尿，腹满加哕者，不治。**

【白话译文】

脉只见浮象，而没有其他里证，可用麻黄汤治疗。如果没有小便，而腹满与呃逆更加严重，属于不可医治的死候。

🌀 **阳明病，自汗出，若发汗，小便自利者，此为津液内竭，虽硬不可攻之，当须自欲大便，宜蜜煎导而通之。若土瓜根及大猪胆汁，皆可为导。**

导：为治法之一，有因势利导之意，如津伤便秘者，用润滑类药物纳入肛内，引起排便叫作导法。

【白话译文】

患阳明病，本来就出汗，已伤津液，若再行发汗，而又小便通畅，则更伤津液，导致肠中津液枯竭，引起大便硬结。此时大便虽硬结，泻下药攻下法也不宜使用，必须待患者自己想解大便时，用蜜煎导引通便，或土瓜根及大猪胆汁，皆可作为导药，以引导大便解出。

🍂 **阳明病，脉迟，汗出多，微恶寒者，表未解也，可发汗，宜桂枝汤。**

　阳明病，脉浮，无汗而喘者，发汗则愈，宜麻黄汤。

【白话译文】

患阳明病，脉象迟，出汗很多，微微怕冷，提示表证仍未解除，可用发汗法治疗，宜用桂枝汤，以解肌祛风、调和营卫，兼以温养胃肠。

患阳明病，脉象浮，无汗而又喘促，是兼太阳表实，属于风寒之邪外束肌表、内遏肺气，宜用麻黄汤发汗解表，疾病就可痊愈。

热越：里热发越于外，即热邪能够向外发泄。

剂：与"齐"相通。

瘀热：邪热瘀滞在里。

🍂 **阳明病，发热汗出者，此为热越，不能发黄也。但头汗出，身无汗，剂颈而还，小便不利，渴引水浆者，此为瘀热在里，身必发黄，茵陈蒿（hāo）汤主之。**

【白话译文】

患阳明病，发热出汗，是热邪能够发越于外，则发黄证不可形成。若仅见头部出汗，到颈部为止，身上无汗，小便不通畅，口渴想喝汤水，则提示湿热瘀滞在里，势必出现肌肤发黄，用茵陈蒿汤主治。

茵陈蒿汤方

茵陈蒿18克，栀子（劈）15克，大黄（去皮）6克。

用法：以上三味药，以水1.2升，先煮茵陈减600毫升，纳二味，煮取300毫升，去滓，分三服。小便当利，尿如皂荚汁状，色正赤，一宿复减，黄从小便去。

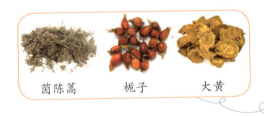

茵陈蒿　　栀子　　大黄

功效解析：清热利湿，利胆退黄。主治瘀热发黄。症见一身面目俱黄、色鲜明如橘子、腹微满、口中渴、小便不利、舌苔黄腻、脉沉实或滑数。

《伤寒论》中的常用药物：茵陈蒿

性味与归经	味苦、辛，微寒。归脾、胃、肝、胆经。
功能与主治	清利湿热，利胆退黄。用于黄疸尿少、湿温暑湿、湿疮瘙痒等。
用法与用量	6～15克，煎服。外用：适量。煎汤熏洗。

注意事项

蓄血发黄者及血虚萎黄者慎用。

🌀 **阳明证，其人喜忘者，必有畜血。所以然者，本有久瘀血，故令喜忘，屎虽硬，大便反易，其色必黑者，宜抵当汤下之。**

阳明病，下之，心中懊侬而烦，胃中有燥屎者，可攻。腹微满，初头硬，后必溏，不可攻之。若有燥屎者，宜大承气汤。

【白话译文】

患阳明病而又健忘的患者，体内一定有瘀血。由于瘀血久停，气血阻滞，则使人健忘。其大便虽然硬结，但易解出，且颜色一定是黑的，宜用抵当汤攻下瘀血。

患阳明病，用攻下法治疗后，患者出现心中烦闷不安、肠中有燥屎，还可再用攻下法。如果腹部微满，大便必然只是初硬后溏，就不可用攻下法治疗。如果有燥屎内结，宜用大承气汤。

🌀 **病人不大便五六日，绕脐痛，烦躁，发作有时者，此有燥屎，故使不大便也。**

病人烦热，汗出则解，又如疟状，日晡所发热者，属阳明也。脉实者，宜下之；脉浮虚者，宜发汗。下之与大承气汤，发汗宜桂枝汤。

【白话译文】

患者五六天不解大便，环绕脐周疼痛，烦躁不安，发作有一定时间，这是因肠中有燥屎阻结，所以大便不通。

患者心烦发热，出汗之后则可解除。可是病又发作，且像疟疾一样，每至午后定时发热，这是属于阳明里热。脉实有力，治疗宜用下法；脉象浮虚，治疗宜用汗法。攻下可用大承气汤，发汗可用桂枝汤。

☙ **大下后，六七日不大便，烦不解，腹满痛者，此有燥屎也。所以然者，本有宿食故也，宜大承气汤。**

病人小便不利，大便乍难乍易，时有微热，喘冒不能卧者，有燥屎也，宜大承气汤。

喘冒：喘，因实邪壅滞，气息不畅而喘；冒，因浊气上逆，而头目昏冒。

【白话译文】

用峻泻药攻下治疗后，患者出现六七天不解大便、烦躁不解、腹部胀满疼痛，是肠中有燥屎的缘故。之所以出现这种情况，是因为患者体内留有未能完全消化的食物，宜用大承气汤治疗。

患者小便不利，大便忽而困难，忽而容易，体表时有轻微发热，因气喘而头昏目眩不能安卧，是因燥屎阻结所致，宜用大承气汤治疗。

✎ 读书笔记

🌀 **食谷欲呕，属阳明也，吴茱萸汤主之。得汤反剧者，属上焦也。**

【白话译文】

患者进食后想呕吐，属阳明胃寒证，可用吴茱萸汤主治。若服吴茱萸汤后呕吐反而增剧，则不属胃中虚寒，而是上焦有热。

中药

吴茱萸汤方

吴茱萸（汤洗七遍）6 克，人参 4 克，生姜 8 克，大枣（擘）12 枚。

用法：以上四味药，以水 1 升，煮取 400 毫升，去滓，温服 100 毫升，日服三次。

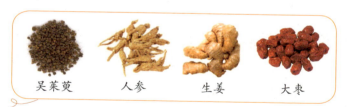

| 吴茱萸 | 人参 | 生姜 | 大枣 |

🌀 **太阳病，寸缓、关浮、尺弱，其人发热汗出，复恶寒，不呕，但心下痞者，此以医下之也。如其不下者，患者不恶寒而渴者，此转属阳明也。小便数者，大便必硬，不更衣十日，无所苦也。渴欲饮水，少少与之，但以法救之。渴者，宜五苓散。**

【白话译文】

患太阳病，寸部脉缓，关部脉浮，尺部脉弱，患者出现发热、出汗、怕冷、不呕吐、心下痞满不适的症状，这是医者误用攻下所致。若没有误用攻下法治疗，患者出现不怕冷而口渴的症状，这是邪传阳明。若小便次数多，大便一定干硬，其人虽然十余天不解大便，也不会有什么痛苦。若是胃中津液不足所致的口渴想要喝水，可以给予少量汤水，以补充津液，只要津液恢复了，疾病便可痊愈。若是水饮内蓄、气不化津所致的口渴，宜用五苓散通阳化气行水。若是其他原因所致的口渴，可根据病情，依法施治。

脉阳微而汗出少者，为自和也；汗出多者，为太过。阳脉实，因发其汗，出多者，亦为太过。太过者，为阳绝于里，亡津液，大便因硬也。

脉阳微：脉浮虚无力。

阳脉实：脉浮盛有力。

读书笔记

【白话译文】

脉象浮虚无力，而微有汗出，是邪去表和，疾病将痊愈。如果汗出得多，就是太过。脉象浮盛有力，由于发其汗而汗出多，也是太过。太过则阴液耗伤，致阳气独盛于里，胃肠津液缺乏，大便因而干硬。

脉浮而芤：脉搏
轻取可得为浮，
浮大中空，形似
葱管为芤。主阴
血不足，阳气浮
盛之象。

跌阳：就是冲阳
穴，在足背第二
及三跖骨之间，
为足阳明胃经
的动脉。

脉浮而芤(kōu)，浮为阳，芤为阴，浮芤相
搏，胃气生热，其阳则绝。

跌阳脉浮而涩，浮则胃气强，涩则小便数，
浮涩相搏，大便则硬，其脾为约，麻子仁丸主之。

【白话译文】

脉浮而芤，浮主阳气盛，芤主阴血虚，浮脉与芤脉相
合，胃气偏亢则生热，阳热亢盛至极，阴液亏虚，而大便
硬结之证便形成了。

跌阳脉浮而涩，浮主胃热盛，涩因小便数而津液偏渗，
浮脉与涩脉同时出现，表明肠燥便硬，这是由于脾的功能
被胃热所约束，不得正常输布，用麻子仁丸主治。

芤脉

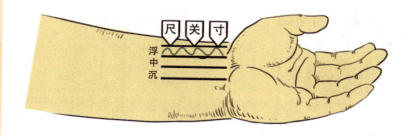

趺阳（冲阳）

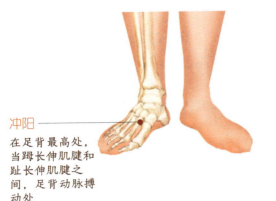

冲阳 —— 在足背最高处，当踇长伸肌腱和趾长伸肌腱之间，足背动脉搏动处

太阳病三日，发汗不解，<u>蒸蒸发热者，属胃也</u>，调胃承气汤主之。

伤寒吐后，腹胀满者，与调胃承气汤。

太阳病，若吐、若下、若发汗后，微烦，小便数，大便因硬者，与小承气汤和之愈。

蒸蒸发热：指高热炽盛的样子。

【白话译文】

患太阳病三天，用发汗法治疗后疾病仍未愈，且高热炽盛，是转属阳明，用调胃承气汤主治。

患伤寒病，用过吐法以后腹部胀满，用调胃承气汤治疗。

患太阳表证，误用吐法、下法或汗法后，出现轻微心烦、小便频数、大便硬结，用小承气汤和畅胃气、攻下里实，则疾病可痊愈。

读书笔记

🌀 **得病二三日，脉弱，无太阳、柴胡证，烦躁，心下硬。至四五日，虽能食，以小承气汤，少少与，微和之，令小安。至六日，与承气汤一升。若不大便六七日，小便少者，虽不能食（一云不大便），但初头硬，后必溏，未定成硬，攻之必溏；须小便利，屎定硬，乃可攻之，宜大承气汤。**

【白话译文】

患病两三天，脉象弱，没有太阳证和柴胡证，患者烦躁不安，胃脘部胀硬。到了四五天，虽然能吃东西，可用小承气汤治疗，但只能给小剂量以微和胃气，使患者得到小安。到了第六天，再服小承气汤一升。如果六七天未解大便，且小便少，虽然不能吃东西，也不可大剂量使用攻下的方法治疗，因为大便仅是初头硬，后必溏薄，未完全燥硬，误用攻下，必至大便溏薄。必须等到小便便利，粪便开始完全燥硬，才可攻下，宜用大承气汤治疗。

🌀 **伤寒六七日，目中不了了，睛不和，无表里证，大便难，身微热者，此为实也，急下之，宜大承气汤。**

无表里证：没有典型的表证和里实证。也有的认为是无少阳半表半里证。

【白话译文】

患外感病六七天，患者出现两眼视物模糊不清，眼球转动不灵活，既无头痛怕冷等表证，又无胡言乱语、腹满痛等里证，大便不易解出，体表有轻微发热，这是燥热内结成实，而又真阴欲涸，应急下存阴，适宜用大承气汤治疗。

🌀 **阳明病，发热汗多者，急下之，宜大承气汤（一云大柴胡汤）。**

　发汗不解，腹满痛者，急下之，宜大承气汤。

　腹满不减，减不足言，当下之，宜大承气汤。

【白话译文】

患阳明燥实证，里热熏蒸而发热汗出很多者，治疗当用大承气汤急下。

发汗以后，不仅疾病未除，反而出现腹部胀满疼痛，是发汗伤津，燥热迅速内结成实，应急下存阴，宜用大承气汤治疗。

腹部胀满持续不减，或即使减轻一些，也微不足道，则属于阳明腑实而不是太阴脾虚，其治疗当用大承气汤攻下。

🌀 **阳明少阳合病，必下利，其脉不负者，为顺也。负者，失也，互相克贼，名为负也。脉滑而数者，有宿食也，当下之，宜大承气汤。**

其脉不负：阳明属土，少阳属木，若木不克土，未见少阳之脉，而见阳明之脉，是为"其脉不负"。

负者：木邪克土，而纯见少阳弦脉，为负、为逆。

【白话译文】

阳明、少阳两经合病，邪热下迫大肠，势必发生腹泻。若木不克土，而见实大滑数之脉，与阳明实热相符，为顺证；若木邪克土，纯见少阳弦脉，为逆证。现脉象滑而数，是阳明有宿食内停、宿滞内阻，应当攻下宿滞，可用大承气汤治疗。

🌰 **病人无表里证，发热七八日，虽脉浮数者，可下之。假令已下，脉数不解，合热则消谷喜饥，至六七日不大便者，有瘀血，宜抵当汤。**

若脉数不解，而下不止，必协热便脓血也。

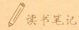

协热：夹杂着发热的症状表现。协，夹杂的意思。热，指患者表现出的发热症状。

【白话译文】

患者没有典型的表证和里证，发热已经七八天，虽然脉象浮数，也可以用攻下法。假使用泻下法后，脉数没有改变，并且消化快，容易饿，这是邪不在胃而热合于血分。到六七天不大便，是有瘀血内结，宜用抵当汤治疗。

若攻下后脉数不解，而又腹泻不止，为热邪下迫，势必会出现夹杂着发热、脓血便的变证。

📖 读书笔记

🌰 **伤寒发汗已，身目为黄，所以然者，以寒湿在里不解故也。以为不可下也，于寒湿中求之。**

伤寒七八日，身黄如橘子色，小便不利，腹微满者，茵陈蒿汤主之。

伤寒，身黄发热，栀子柏（bò）皮汤主之。

伤寒，瘀热在里，身必发黄，麻黄连轺（yáo）赤小豆汤主之。

【白话译文】

患伤寒病，发汗以后，皮肤与眼睛都发黄，之所以会这样，是因为里有寒湿未得解除的缘故。治疗这种发黄，不可以用下法，应当在寒湿的治法中去寻求治疗。

患伤寒病六七天，患者皮肤发黄如橘子色，小便不通畅，腹部稍感胀满，宜用茵陈蒿汤主治。

患伤寒病，皮肤发黄并伴有发热，用栀子柏皮汤主治。

患外感病，湿热瘀滞在里，皮肤必定发黄，若兼有头痛、怕冷、无汗、身痒等表证，宜用麻黄连轺赤小豆汤主治。

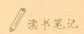
读书笔记

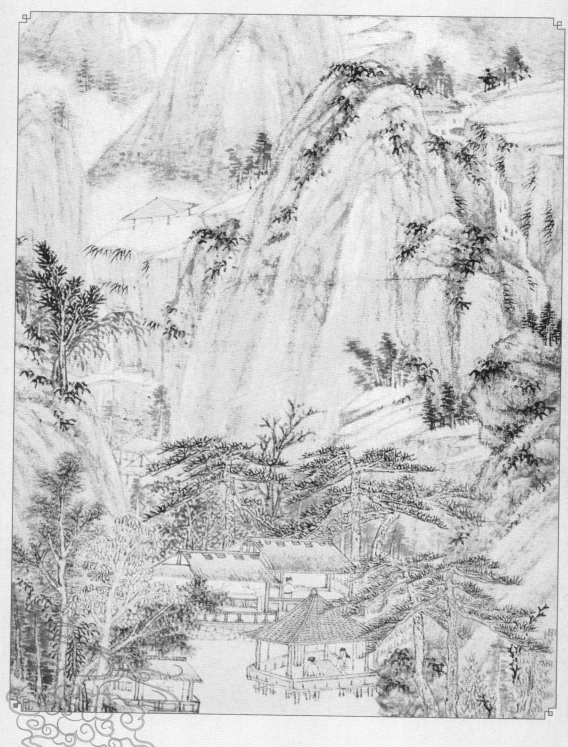

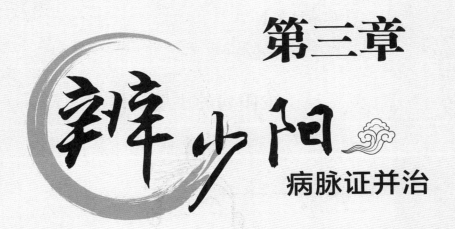

第三章

辩少阳

病脉证并治

名家带你读

　　本章论述了少阳病本证及其兼变证的病因、病机、临床表现、治疗方法及其治疗禁忌等内容；分析了少阳病的传变及预后，以及少阳病将要痊愈的时间。

目眩：头晕目
眩，视物昏花。

◐ **少阳之为病，口苦，咽干，目眩 (xuàn) 也。**

【白话译文】

少阳病的主要证候是口苦、咽喉干燥、头晕目眩。

少阳病的主要证候

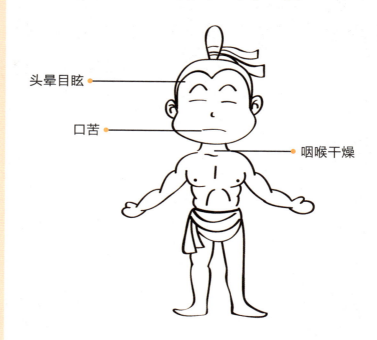

头晕目眩

口苦

咽喉干燥

中风：此处当
是感受风热
之邪。

◐ **少阳中风，两耳无所闻，目赤，胸中满而烦者，不可吐下，吐下则悸而惊。**

伤寒，脉弦细，头痛发热者，属少阳。少阳不可发汗，发汗则谵语，此属胃。胃和则愈；胃不和，则烦而悸（一云躁）。

【白话译文】

少阳感受了风邪，两耳听不到声音，眼睛发红，胸中满闷而烦扰不宁，不可用吐法和下法；如误用吐法和下法，则会引起心悸和惊惕的变证。

患外感病，脉象弦细，头痛发热，是证属少阳。少阳病不能用发汗法治疗，误发其汗，津液受损，津伤胃燥，邪传阳明，就会出现谵语的症状。若通过治疗，胃气得以调和，则会痊愈；若胃气不和，则会出现烦躁、心悸的变证。

少阳病之禁忌

不可用吐法或下法治疗

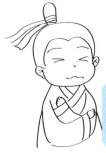

少阳感受风邪，耳聋听不到声音，眼睛发红，胸中满闷而烦躁不安

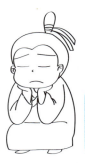

误用吐法或下法，则会出现心悸不宁及惊恐不安的变证

不能用发汗法治疗

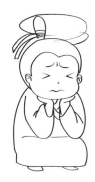

外感病，脉象弦细，头痛发热，是证属少阳

误发其汗，损伤津液；津伤胃燥、邪传阳明，就会出现谵语

读书笔记

🍂 本太阳病不解，转入少阳者，胁下硬满，干呕不能食，往来寒热，尚未吐下，脉沉紧者，与小柴胡汤。

若已吐、下、发汗、温针，谵语，柴胡汤证罢，此为坏病。知犯何逆，以法治之。

【白话译文】

原本患太阳病，未解除，病邪传入少阳，可出现胁下痞硬胀满，干呕，不能进食，发热怕冷交替而作，若未使用涌吐法或攻下法，而见脉沉紧者，可用小柴胡汤治疗。

假如已用过催吐、泻下、发汗、温针等治疗方法，患者出现言语谵妄，而柴胡汤证全不存在，这已成为严重的疾病。应详审其属于何种误治的病变特点，选择适当的方法来治疗。

上关上：脉象浮大而长，从关部上至寸口。

🍂 三阳合病，脉浮大，上关上，但欲眠睡，目合则汗。

【白话译文】

太阳、阳明、少阳三经同时患病，其脉浮大而弦直，从关部上至寸口，只想睡觉，但眼睛闭合则会出汗。

🌀 **伤寒六七日，无大热，其人躁烦者，此为阳去入阴故也。**

伤寒三日，三阳为尽，三阴当受邪，其人反能食而不呕，此为三阴不受邪也。

伤寒三日，少阳脉小者，欲已也。

阳去入阴：去表入里。

【白话译文】

患伤寒六七天，体表无大热，患者出现躁扰心烦不安的症状，这是外邪去表入里的缘故。

患外感病第三天，邪气已传尽三阳经，应当传入三阴经。此时，若患者反而能够饮食而不呕吐，是邪气未传入三阴经的表现。

患伤寒三天，病邪已经传入少阳，脉当弦细，如脉仅见细小而不弦，反映邪气已经衰退，正气尚待恢复，是病情将要痊愈的征象。

🌀 **少阳病，欲解时，从寅至辰上。**

从寅至辰：寅，凌晨3时至5时；辰，上午7时至9时。从寅至辰，即从凌晨3时至上午9时。

【白话译文】

少阳病为枢机不运、胆火内郁之证，凌晨3时至上午9时正是自然界阳气上升之时，被郁的胆火容易舒发，则枢机自能运转，三焦得以通畅，此为少阳病将要痊愈的时间。

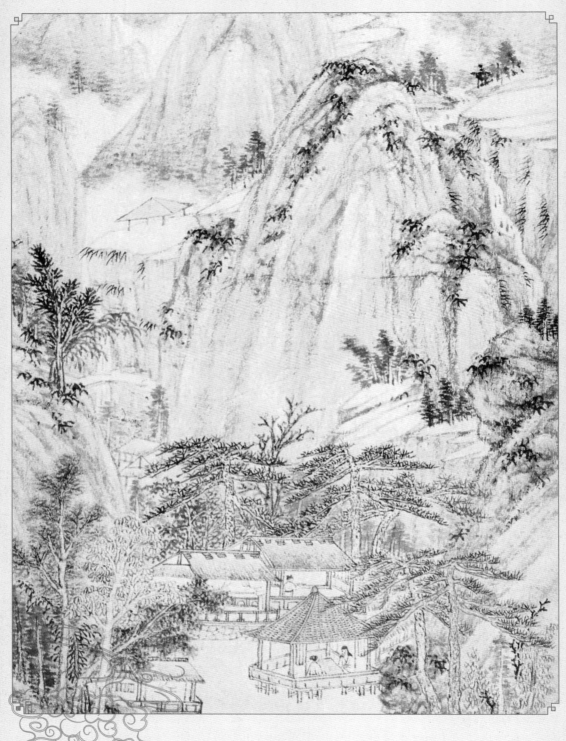

第四章

辨太阴

病脉证并治

名家带你读

　　本章论述了太阴病本证中太阴病表证与太阴病里证的病
因、病机、临床表现、治疗方法等内容；分析了太阴病将要
痊愈的时间。

自利：不因攻
下而自泻利。

胸下结硬：胃
脘部痞结胀硬。

阳微阴涩：此
处阴阳作浮沉
释，即浮取而
微，沉取而涩。

✿ **太阴之为病，腹满而吐，食不下，自利益甚，时腹自痛。若下之，必胸下结硬。**

【白话译文】

太阴病的主要证候特征是腹部胀满，呕吐，吃不进饭、腹泻严重、腹部时时疼痛。若误用攻下的方法，则正气愈虚，寒湿愈甚，易发生寒凝气结的胃脘部痞结胀硬。

✿ **太阴中风，四肢烦疼，阳微阴涩而长者，为欲愈。**

【白话译文】

患太阴中风证，四肢疼痛而烦扰无措，脉由微涩转为长脉，是脾气有恢复之机，正气有驱邪外出之象，这是将要痊愈的征兆。

长脉

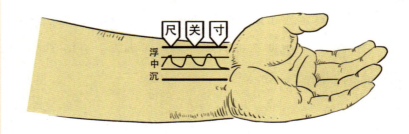

📝 读书笔记

🌥 **太阴病，欲解时，从亥 (hài) 至丑上。**

【白话译文】

太阴病是脾阳气不足的虚寒证，晚上 9 时至凌晨 3 时为自然界阴极阳生之时，已虚之脾阳得自然界阳气之助可逐渐变得振奋，所以为太阴病将要痊愈的时间。

🌥 **太阴病，脉浮者，可发汗，宜桂枝汤。**

自利不渴者，属太阴，以其脏有寒故也，当温之，宜服四逆辈。

【白话译文】

太阴病本是脾虚证，如果出现脉象浮，是外感表邪，且脾虚不甚的表现，可用桂枝汤解肌发汗。

腹泻而口不渴，属于太阴阳虚证，是因为脾脏虚寒的缘故，应当以温里法进行治疗，根据病情轻重，灵活选方。如中虚尚轻者可用理中汤治疗，中虚兼命门火衰者，则宜用四逆汤治疗。

🌥 **伤寒脉浮而缓，手足自温者，系在太阴；太阴当发身黄，若小便自利者，不能发黄；至七八日，虽暴烦下利，日十余行，必自止，以脾家实，腐秽当去故也。**

从亥至丑：亥，晚上 9 时至 11 时；丑，凌晨 1 时至凌晨 3 时。从亥至丑，即从晚上 9 时至凌晨 3 时。

脏有寒：太阴脾脏虚寒。

四逆辈：四逆汤一类的方药，应包括理中汤在内。

在太阴：即病已转入太阴。

脾家实：此处"实"字并非指邪实，乃是脾阳恢复。

【白话译文】

患外感病，脉象浮而缓，手足自然温暖，是病属太阴。太阴寒湿内郁，全身应显发黄，若小便通畅，则湿能下泄，不会形成发黄证。到了七八天，患者突然出现心烦、一天腹泻十多次的症状，则其腹泻一定会自行停止。这是脾阳和胃肠功能恢复，推荡腐秽积滞之物从下而去所致。

本太阳病，医反下之，因而腹满时痛者，属太阴也，桂枝加芍药汤主之；大实痛者，桂枝加大黄汤主之。

【白话译文】

本是太阳病，当用辛散解表之法，而医者误用攻下的方法，则会引起腹中胀满，并时时腹痛，这是因误下邪陷太阴，应当用桂枝加芍药汤主治；如果肠中有积滞而有大实痛者，应当用桂枝加大黄汤主治。

桂枝、生姜各9克，芍药18克，甘草（炙）6克，大枣12枚。

用法：以上五味药，以水700毫升，煮取300毫升，去滓，分三次温服。

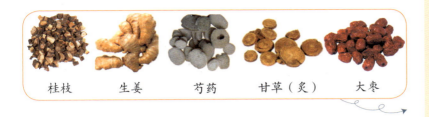

桂枝　　生姜　　芍药　　甘草（炙）　　大枣

桂枝（去皮）、生姜（切）各9克，芍药18克，大黄、甘草（炙）各6克，大枣（擘）12枚。

用法：以上六味药，以水700毫升，煮取300毫升，去滓，每次温服100毫升，日三服。

桂枝 + 大黄汤方

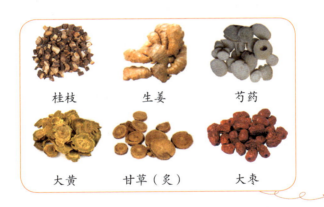

桂枝　　　生姜　　　芍药

大黄　　甘草（炙）　　大枣

🌀 太阴为病，脉弱，其人续自便利，设当行大黄、芍药者，宜减之，以其人胃气弱，易动故也。

【白话译文】

患太阴病，脉象弱，患者虽暂时没有腹泻，其后也一定会续发腹泻。对于此类患者，若使用大黄、芍药，也应当减量使用。这是因为患者脾胃之气虚弱，容易受到损伤。通过适当减少大黄、芍药等苦寒、酸柔之品的分量，可达到既通阳活血又不碍脾气的治疗效果。

功效解析：调和营卫，温脾和中，缓急止痛。主治脾滞土壅而肝木来之的腹满时痛证。症见发热、汗出、恶风、腹满时痛、喜按。

功效解析：发表疏里，外解太阳之表，内攻太阴之里实。主治太阳表证未解，内有实热积滞、腹满实痛、大便不通。症见发热恶风、汗出、腹胀痛拒按、便秘。

行：使用。

✏️ 读书笔记

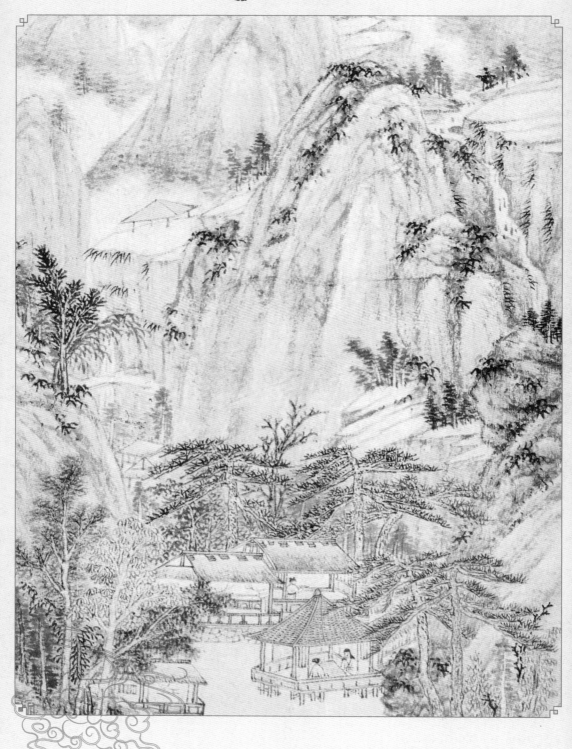

第五章

辨少阴

病脉证并治

名家 带你读

本章论述了少阴病、寒化证、热化证的证治，以及兼症、类似证的辨证治疗。

🌀 **少阴之为病，脉微细，但欲寐（mèi）也。**

【白话译文】

少阴病的证候特征，为脉象微细，精神萎靡，患者处于似睡非睡的状态。

🌀 **少阴病，欲吐不吐，心烦，但欲寐。五六日，自利而渴者，属少阴也，虚故引水自救；若小便色白者，少阴病形悉具。小便白者，以下焦虚有寒，不能制水，故令色白也。**

【白话译文】

邪伤少阴正气与之相抗争，由于少阴阳气不足，正气抗邪无力，患者欲吐而又不能吐，心烦，精神萎靡，只想睡觉。到了第五、六天，出现腹泻而口渴，属于少阴病证，这是因津液不足而引水以自救的口渴。如果小便颜色清白，则少阴病阳虚的症状完全具备。小便颜色清白，是因为下焦虚寒，不能化气制水，所以会使颜色变得清白。

✏️ 读书笔记

🌀 **病人脉阴阳俱紧，反汗出者，亡阳也，此属少阴，法当咽痛而复吐利。**

少阴病，咳而下利谵语者，被火气劫故也，小便必难，以强责少阴汗也。

【白话译文】

患者寸、关、尺三部脉都沉紧，紧脉主寒，表明少阴里寒偏盛，患者本应当无汗，而今反有汗出者，是少阴阴寒太盛，逼迫虚阳外亡的征象，这属于少阴亡阳证，理应呈现呕吐、腹泻、咽喉疼痛等症状。

患少阴病，出现咳嗽、腹泻，又胡言乱语的症状，这是因误用火法，强发少阴之汗、劫耗津液的缘故，小便必然艰涩难下。

少阴病，脉细沉数，病为在里，不可发汗。

少阴病，脉微，不可发汗，亡阳故也；阳已虚，尺脉弱涩者，复不可下之。

少阴病，脉紧，至七八日，自下利，脉暴微，手足反温，脉紧反去者，为欲解也，虽烦下利，必自愈。

【白话译文】

少阴病属里属虚，脉象沉细数，是病在里，无论热化寒化，治疗时均禁用发汗的治疗方法。

被火气劫：被火邪所伤。劫，作逼迫解。

强责：过分强求。强责少阴汗，是不当发汗而强用发汗的方法。

脉暴微：脉紧突然变为微弱。

患少阴病，脉搏呈现若有若无的微象，这是阳气大虚，不可用发汗法治疗。阳已虚，而尺部脉搏弱涩，是阴亦虚，也不可用泻下剂。

患少阴病，脉见紧象。病至七八天，腹泻，脉象又突然转变为微弱无力，手足不逆冷而反温，脉紧反而消失，这是阳气来复、寒邪消退的表现，虽然烦闷下利，疾病必然痊愈。

🌀 **少阴病，下利，若利自止，恶寒而蜷（quán）卧，手足温者，可治。**

蜷卧：四肢蜷曲而卧。

少阴病，恶寒而蜷，时自烦，欲去衣被者，可治。

少阴中风，脉阳微阴浮者，为欲愈。

【白话译文】

患少阴病，腹泻，如果腹泻能自行停止，如果患者怕冷而蜷卧，但手足温和，疾病就有望治疗。

患少阴病，怕冷而蜷卧，如有手足温和而不厥冷，要脱衣去被，则有可能是阳气来复，能与阴邪相争，则可以治疗。

患少阴中风证，脉当沉细，今反见寸脉微而尺脉浮，寸脉微为邪气微之征，尺脉浮是阳气复之兆，正胜而邪衰，疾病将要痊愈。

🌀 **少阴病，欲解时，从子至寅上。**

【白话译文】

　　少阴病将要痊愈的时间，在晚上 11 时至凌晨 5 时之间。因为这段时间正是阳气渐生之时，阳长则阴消，阳进则阴退，而少阴病多为心肾阳衰之证，少阴得阳生之气，有利于消除全身阴寒之邪，寒邪消退则疾病可治愈。

从子至寅：子，晚上 11 时至凌晨 1 时；寅，凌晨 3 时至 5 时。从子至寅，即从晚上 11 时至凌晨 5 时。

🌀 **少阴病，吐利，手足不逆冷，反发热者，不死。脉不至者（一作足），灸少阴七壮。**

　　少阴病，八九日，一身手足尽热者，以热在膀胱，必便血也。

　　少阴病，但厥无汗，而强发之，必动其血，未知从何道出，或从口鼻，或从目出，是名下厥上竭，为难治。

灸少阴：用艾火灸少阴经脉所循行的穴位。

下厥上竭：厥逆因于下焦阳虚，故称下厥；阴血因上出而耗竭，故称上竭。

【白话译文】

　　少阴病虽出现吐利的症状，但手足不逆冷，则表明阳虚不甚，中土之阳气尚强，而反发热是阳能胜阴，可以治疗。脉一时不能接续，其治疗当以温通阳气为法，使阳气通则脉自至，用艾火灸少阴经脉所循行的穴位 7 壮。

　　患少阴病，到了八九天，感觉全身和手足皆热，这是热在膀胱，热伤血络，络伤则血不循经，必将引起尿血。

患少阴病，仅见四肢厥冷和无汗，却强行发汗，势必伤经动血而引起出血，其出血部位难以预测，有的从鼻出，有的从眼睛出，即所谓的下厥上竭，属难治之证。

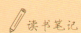 **少阴病，恶寒身踡而利，手足逆冷者，不治。**

少阴病，吐利躁烦，四逆者死。

少阴病，下利止而头眩，时时自冒者，死。

少阴病，四逆恶寒而身蜷，脉不至，不烦而躁者，死。

少阴病，六七日，息高者死。

少阴病，脉微细沉，但欲卧，汗出不烦，自欲吐，至五六日自利，复烦躁，不得卧寐者死。

自冒：眼发昏黑，目无所见的昏晕。冒者，如以物冒首之状。

息高：呼吸浅表。息指呼吸，高指吸气不能下达。

📝 读书笔记

【白话译文】

患少阴病，出现怕冷、身体踡卧、腹泻、手足逆冷的症状，为阳虚阴盛之证，预后不良。

患少阴病，出现呕吐、腹泻、神昏躁扰不宁、手冷过肘、足冷过膝的症状，为阳气败绝的表现，属于死候。

患少阴病，腹泻虽然停止，而头部眩晕，并且时时眼前昏黑，是阴竭阳越、阴阳离绝在即的表现，为死候。

患少阴病，出现手冷过肘、足冷过膝、怕冷、身体踡卧的症状，是阳虚阴盛之证，其脉不至，阳虚至极，更见不烦而躁，不仅无阳复之望，且神气将绝，危重已极，断为死候。

患少阴病六七天，呼吸表浅，这是肾气虚竭而不能纳气的表现，肾气绝于下，肺气脱于上，上下离决，断为死候。

患少阴病，脉象见微细而沉，只想躺卧，出汗，不心烦，想吐。到了五六天，又增加了腹泻、烦躁不能睡觉的症状，说明阴阳有离绝之势，预后极差。

少阴病，始得之，反发热，脉沉者，麻黄细辛附子汤主之。

【白话译文】

患少阴病，刚开始得病，既有发热等表证，又见脉沉，是少阴阳虚兼太阳表证，宜选用麻黄细辛附子汤主治。

麻黄细辛附子汤方

麻黄6克，附子（炮）9克，细辛3克。

用法：以上三味药，以水2升，先煮麻黄，减400毫升，去沫，内诸药，煮取600毫升，去滓，温服200毫升，日三服。

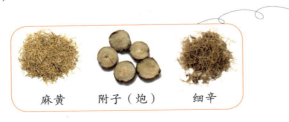

麻黄　　附子（炮）　　细辛

功效解析：助阳解表。主治素体阳虚、外感风寒证。症见无汗恶寒、发热蜷卧、苔白、脉沉。

💭 **少阴病，得之二三日，麻黄附子甘草汤微发汗，以二三日无证，故微发汗也。**

无证：此处指无吐、利等里虚寒证。

【白话译文】

患少阴病，得病两三天时，既有发热等表证，也有少阴阳虚证，用麻黄附子甘草汤温阳微汗解表。因为患病才两三天，尚无吐、利等里证，所以用温阳微汗解表法。

麻黄附子甘草汤方

麻黄（去节）6克，甘草（炙）6克，附子（炮）3克。

用法：以上三味药，以水700毫升，先煮麻黄一二沸，去上沫，纳诸药，煮取300毫升，去滓，分二次温服。

功效解析：解表散寒，固本通阳。主治少阴病。症见恶寒、身疼、无汗、微发热、脉况微。

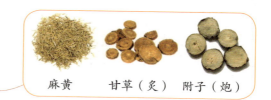

麻黄　　甘草（炙）　　附子（炮）

💭 **少阴病，得之两三日以上，心中烦，不得卧，黄连阿胶汤主之。**

少阴病，得之一二日，口中和，其背恶寒者，当灸之，附子汤主之。

口中和：口中不苦，也不觉得干燥和口渴。

少阴病，身体痛，手足寒，骨节痛，脉沉者，附子汤主之。

【白话译文】

患少阴病两三天以上，患者出现心中烦躁不安、不能够安眠的症状，宜用黄连阿胶汤主治。

患少阴病一两天，口中不苦，也不觉得干燥和口渴，患者背部怕冷，当用艾灸灸少阴经穴，宜用附子汤主治。

患少阴病，出现身体疼痛、骨关节疼痛、手足冷、脉象沉的症状，治以附子汤温经驱寒除湿，使阳气复而寒湿去，则身痛自愈。

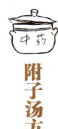

附子（炮）15克，茯苓9克，人参6克，白术12克，芍药9克。

用法：以上五味药，以水600毫升，煮取300毫升，去滓，温服100毫升，日三服。

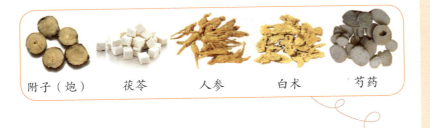

附子（炮）	茯苓	人参	白术	芍药

功效解析：温经助阳，祛寒除湿。主治阳虚寒湿内侵证。症见背恶寒、手足冷、身体痛、骨节痛、舌苔白滑、脉沉微无力。

❦ **少阴病，下利便脓血者，桃花汤主之。**

少阴病，二三日至四五日，腹痛，小便不利，下利不止，便脓血者，桃花汤主之。

【白话译文】

患少阴病，腹泻而有脓血者，可用桃花汤温阳涩肠固脱。

患少阴病两三天至四五天时，则寒邪入里更深，虚寒更甚，腹中疼痛、小便不通畅、腹泻滑脱不尽、大便带脓血的，主治仍以桃花汤温涩固脱。

桃花汤方

赤石脂 30 克（一半全用，一半筛末），干姜 9 克，粳米 30 克。

用法：以上三味药，以水 700 毫升，煮米令熟，去滓，温服 150 毫升，纳赤石脂末 5 克，日三服。若一服愈，余勿服。

功效解析：温中散寒，涩肠止痢。主治虚寒久痢。症见便脓血、色黯不鲜、腹痛喜温喜按、舌质淡苔白、脉迟弱或微细。

可刺：可以用针刺的方法。

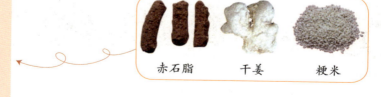

赤石脂　　干姜　　粳米

❦ **少阴病，下利便脓血者，** 可刺 **。**

少阴病，吐利，手足逆冷，烦躁欲死者，吴茱萸汤主之。

少阴病，下利，咽痛，胸满，心烦者，猪肤汤主之。

少阴病，二三日，咽痛者，可与甘草汤；不差者，与桔梗汤。

少阴病，咽中伤，(生疮)，不能语言，声不出者，苦酒汤主之。

少阴病，咽中痛，半夏散及汤主之。

少阴病，下利，白通汤主之。

差：病势减轻。

生疮：咽喉部创伤溃疡。

【白话译文】

患少阴病，腹泻、大便有脓血者，可以用针刺法治疗。

患少阴病，出现呕吐、腹泻、手足发凉、烦躁不安、心中难受的症状，宜用吴茱萸汤温降肝胃而泄浊通阳。

患少阴病，出现腹泻、咽喉疼痛、胸部闷满而心烦的症状，用猪肤汤主治。

患少阴病两三天，咽喉疼痛，可用甘草汤清热解毒以治疗咽痛；若服甘草汤而咽痛没有缓解，是肺气不宣而客热不解，可用桔梗汤，即于甘草清热解毒的基础上，加用桔梗以开肺利咽。

患少阴病，邪热痰浊损伤咽喉，而致咽部溃烂，不可言语，且说话发不出声音，用苦酒汤涤痰消肿，敛疮止痛，利窍通声。

读书笔记

患少阴病，咽喉中疼痛，可用半夏散或半夏汤主治。

患少阴病，腹泻，宜用白通汤破阴回阳、宣通上下。

中药

桔梗汤方

桔梗3克，甘草6克。

用法：以上二味药，以水300毫升，煮取210毫升，去渣，分两次温服。

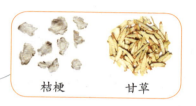

桔梗　　　甘草

中药

苦酒汤方

半夏（洗，破如枣核）14枚，鸡子1枚（去黄，内上苦酒，著鸡子壳中）。

用法：以上二味药，内半夏著苦酒中，以鸡子壳置刀环中，安火上，令三沸，去滓，少少含咽之。不差，更做三剂。

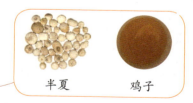

半夏　　　鸡子

少阴病，下利，脉微者，与白通汤。利不止，厥逆无脉，干呕烦者，白通加猪胆汁汤主之。服汤脉暴出者死，微续者生。

少阴病，二三日不已，至四五日，腹痛，小便不利，四肢沉重疼痛，自下利者，此为有水气，其人或咳，或小便利，或下利，或呕者，真武汤主之。

少阴病，下利清谷，里寒外热，手足厥逆，脉微欲绝，身反不恶寒，其人面色赤，或腹痛，或干呕，或咽痛，或利止脉，不出者，通脉四逆汤主之。

脉暴出：脉象突然出现浮大躁动之象。

微续：脉搏渐渐而出。

【白话译文】

患少阴病，腹泻、脉象微，可用白通汤治疗。若服药后出现腹泻不止、四肢冰冷，且摸不到脉搏、干呕、心中烦躁不安，是阴盛格阳所致，用白通加猪胆汁汤主治。服药后，脉搏突然出现，是阴液枯竭、孤阳外脱的征象，预后不良；服药后脉搏逐渐恢复，是阴液未竭、阳气渐复的征象，预后较好。

患少阴病，两三天未好，到了四五天，出现腹中疼痛、小便不通畅、四肢沉重疼痛、自行腹泻等症状，这是肾阳虚弱，水气泛滥的缘故。患者还会出现咳嗽，或者

读书笔记

小便通畅，或者腹泻更甚，或者呕吐等症状，宜选用真武汤扶阳散水主治。

患少阴病，腹泻，完谷不化，手足冰冷，脉象微弱似有若无，反而不怕冷，患者面部发红，或者腹中疼痛，或者咽喉疼痛，或者腹泻过度而停止后摸不到脉搏，这是内真寒外假热的阴盛格阳证，宜用通脉四逆汤主治，以驱内寒而恢复即将损耗的阳气。

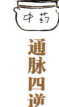

通脉四逆汤方

甘草6克（炙），附子15克（生用），干姜9克。

用法：以上三味药，以水600毫升，煮取240毫升，去渣，分温再服。

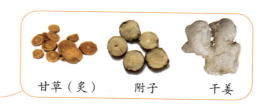

甘草（炙）　　附子　　干姜

功效解析：回阳通脉。治少阴病，下利清谷，里寒外热，手足逆冷，脉微欲绝，身反不恶寒，其人面色赤，或腹痛，或干呕，或咽痛，或利止脉不出者。

🍂**少阴病，四逆，其人或咳、或悸、或小便不利、或腹中痛、或泄利下重者，四逆散主之。**

【白话译文】

患少阴病，四肢冷，患者或有咳嗽，或出现心悸，或出现小便不通畅，或出现腹中疼痛、腹泻且里急后重等症状，皆因肝郁气滞所致，宜用四逆散以疏肝理气，透达郁阳。

四逆散方

甘草（炙）、枳实（破，水渍，炙干）、柴胡、芍药各等分。

用法：以上四味药，捣筛为细末。白饮和服3克，一日三次。

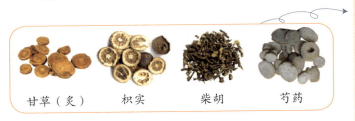

甘草（炙）　　枳实　　柴胡　　芍药

功效解析：疏肝和脾，解郁透热。主治阳郁厥逆证。症见手足不温，或腹痛，或泄利下重，脉弦。

少阴病，下利，六七日，咳而呕渴，心烦不得眠者，猪苓汤主之。

少阴病，得之二三日，口燥咽干者，急下之，宜大承气汤。

少阴病，自利清水，色纯青，心下必痛，口干燥者，可下之，宜大承气汤（一法用大柴胡汤）。

少阴病，六七日，腹胀，不大便者，急下之，宜大承气汤。

色纯青：大便呈黑色，绿色，或黑绿相杂之色。青，黑色。又，草色。《说文解字》："青，东方色也。"

【白话译文】

患少阴病，腹泻六七天，又出现咳嗽、呕吐、口渴、小便不通畅、心中烦躁、不能安眠等症状，是阴虚水热互结所致，宜用猪苓汤清热滋阴利水。

患少阴病两三天，出现口燥、咽喉干的症状。当用急下存阴治法，宜用大承气汤急下燥结以救真阴。

患少阴病，出现泻下稀水、颜色青黑、脘腹疼痛、口干燥的症状，应当用下法，宜用大承气汤治疗。

患少阴病六七天，又见腹部胀满、大便不通的阳明燥实证，治当急下阳明之实，宜用大承气汤治疗。

少阴病，脉沉者，急温之，宜四逆汤。

少阴病，饮食入口则吐，心中温温欲吐，复不能吐，始得之，手足寒，脉弦迟者。此胸中实，不可下也，当吐之。若膈上有寒饮，干呕者，不可吐也，急温之，宜四逆汤。

少阴病，下利，脉微涩，呕而汗出，必数更衣，反少者，当温其上，灸之。

温温：欲吐不吐，心中自觉泛泛不适。温同愠。

温其上，灸之：温灸上部穴位，如灸百会穴。

【白话译文】

患少阴病，脉见沉，当急用温法治疗，适宜用四逆汤回阳救逆。

患少阴病，若饮食入口就吐，心中蕴结不适，想呕吐却又吐不出，初得病时，即出现四肢冷、脉象弦迟，是痰实阻塞胸中的缘故，不能用下法，治疗应当用涌吐法。若是肾阳虚弱、不能气化，寒饮停聚膈上而致干呕者，不能用涌吐法，治疗应当用温法，可用四逆汤主治。

患少阴病，出现腹泻、脉微涩、呕吐出汗，必频频欲解大便而数量反而很少，是阳虚血少下利的特征，以灸法温灸上部穴位，益气升陷，可补汤药之不足。

百会

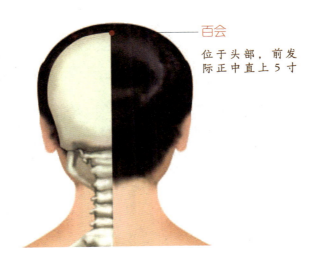

百会

位于头部，前发际正中直上5寸

读书笔记

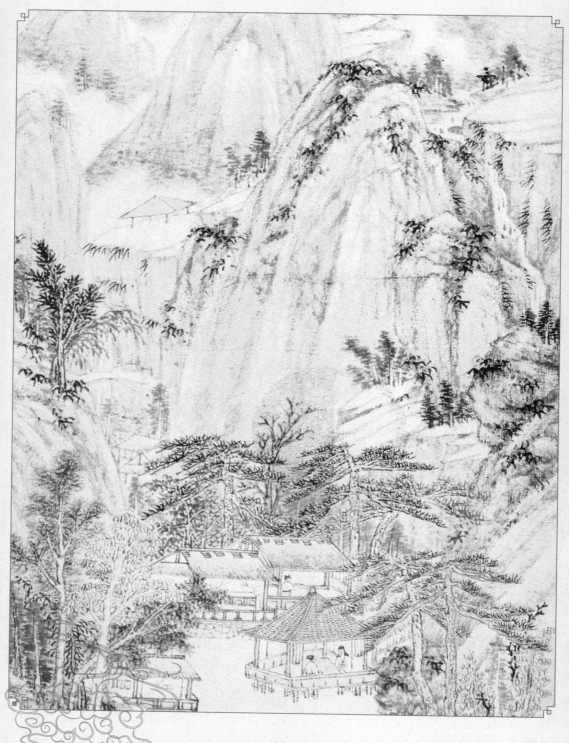

第六章

辨厥阴

病脉证并治

名家带你读

　　本章论述了厥阴病的主证、病机；分析了厥证的病理
与特征；论述了厥阴病的类似证及厥阴病传出少阳的机制
及治疗。

厥阴之为病，消渴，气上撞心，心中疼热，饥而不欲食，食则吐蛔。下之利不止。

【白话译文】

厥阴病为阴阳寒热错杂的证候，属于上热下寒和厥热胜复之类型。上热则表现为口渴能饮水，气逆上冲心胸，胃脘部灼热疼痛；下寒则表现为腹中虽饥饿，却又不想进食，倘若进食就会呕吐或吐出蛔虫。医者若误用下药，上热不去下寒更盛，就会导致腹泻不止。

厥阴病为阴阳寒热错杂证候

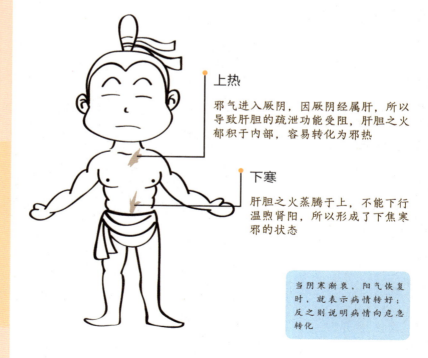

上热

邪气进入厥阴，因厥阴经属肝，所以导致肝胆的疏泄功能受阻，肝胆之火郁积于内部，容易转化为邪热

下寒

肝胆之火蒸腾于上，不能下行温煦肾阳，所以形成了下焦寒邪的状态

当阴寒渐衰，阳气恢复时，就表示病情转好；反之则说明病情向危急转化

🌀 厥阴中风，脉微浮为欲愈，不浮为未愈。

【白话译文】

厥阴中风证，若正气趋旺，奋起抗邪，则见脉微浮，这是好转的征兆；如果未见到脉浮，表明病情还没有好转。

🌀 厥阴病，欲解时，从丑至卯（mǎo）上。

【白话译文】

患厥阴病将要痊愈的时间，在凌晨1时至上午7时之间。此时段自然之气与人体厥阴经气相通，厥阴经气获得渐生的自然之气相助，使正气渐充，其病就容易痊愈。

🌀 厥阴病，渴欲饮水者，少少与之，愈。

【白话译文】

患厥阴病，口渴、欲饮水，是热证将去而津未及生，或阳虽复而津未及布，这时让患者稍微喝点儿水，就能痊愈。

🌀 诸四逆厥者，不可下之，虚家亦然。

伤寒，先厥，后发热而利者，必自止，见厥复利。

从丑至卯：丑，凌晨1时至凌晨3时；卯，凌晨5时至上午7时。从丑至卯，即从凌晨1时至上午7时。

🖊 读书笔记

— 185 —

【白话译文】

多数虚寒性厥证不能使用清下之类的治疗方法，若妄用下法，会令正气愈加耗散，甚至出现阴阳离决之变。

厥阴伤寒，先见四肢厥冷，后即发热，则厥冷时腹泻的症状必于发热时自行停止，但如果由发热再转为厥冷时，就会又发生腹泻。

厥利：手足厥冷而又下利。

除中：中气消除。患者胃气垂绝应不能进食，现反要复吃，是胃气衰竭时的一种反常表现。

食以索饼：给患者吃面条之类的食物。索饼，是以面粉做成的条状食物。

旦日夜半：次日的半夜。

> 🌀 **伤寒始发热六日，厥反九日而利。凡厥利者，当不能食，今反能食者，恐为除中（一云消中）。食（sì）以索饼，不发热者，知胃气尚在，必愈，恐暴热来出而复去也。后日脉之，其热续在者，期之旦日夜半愈。所以然者，本发热六日，厥反九日，复发热三日，并前六日，亦为九日，与厥相应，故期之旦日夜半愈。后三日脉之，而脉数，其热不罢者，此为热气有余，必发痈（yōng）脓也。**

【白话译文】

患伤寒病，患者发热六天，手足厥冷却长达九天，而且患者还有腹泻。凡是四肢厥冷而腹泻，一般为阳衰阴盛，应当不能饮食，现在反而能够饮食，恐怕是胃气衰竭时的表现。此时，可给患者吃一些面条之类的食物以作为试探。如果吃后突然发热而又猝然退去，就表明是胃气衰

竭；如果吃后不出现发热，可以断定胃气仍然存在，其能
食是阳复的表现，就一定会痊愈。第二天进行诊查，患者
发热继续存在，可以推测第二天半夜痊愈。之所以这样，
是因为原先发热六天，其后四肢厥冷九天，再发热三天，
与原先发热的六天相加，也是九天，与四肢厥冷的日期相
等，所以预测第二天半夜痊愈。三天后再进行诊查，如果
出现脉数不除、发热不退，则是阳复太过、阳热有余导致，
必然会产生疮痈脓疡的变证。

🌀 **伤寒，脉迟六七日，而反与黄芩汤彻其热，**
脉迟为寒，今与黄芩汤，复除其热，腹中应冷，
当不能食，今反能食，此名除中，必死。

彻：治疗。条
文中指通过黄
芩汤来清热。

【白话译文】

伤寒进程中出现迟脉，且病程已达六七天之久，而反
用黄芩汤除其热。脉迟本属寒证，现在用黄芩汤再除其热，
腹中会更加寒冷，按理应当无法进食，现在反而能食，这
种证候是胃气衰竭的表现，预后必然不好。

🌀 **伤寒先厥后发热，下利必自止，而反汗出，**
咽中痛者，其喉为痹。发热无汗，而利必自止，
若不止，必便脓血，便脓血者，其喉不痹。

其喉为痹：咽
部肿痛闭塞。

【白话译文】

　　患外感病，先出现四肢厥冷而又发生腹泻，之后转为发热，是阳复阴退，其腹泻一定会自然停止。若发热反见汗出、咽喉红肿疼痛，是阳复太过、邪热上迫，则会出现喉痹的变证；若发热无汗、腹泻不止，是阳复太过、邪热下迫，就会出现大便中带脓血的变证；若出现大便中带脓血的，则不会发生喉痹。

　　🌀 伤寒一二日至四五日而厥者，必发热。前热者后必厥，厥深者热亦深，厥微者热亦微。厥应下之，而反发汗者，必口伤烂赤。

口伤烂赤：口舌生疮，红肿糜烂。

【白话译文】

　　患伤寒病一两天至四五天，如有四肢厥冷，厥冷前必曾发热。如先前发热，其后必然会出现四肢厥冷，厥冷程度严重，郁伏的热邪就深重；厥冷程度轻微，郁伏的热邪也就轻微。这种厥逆是由于热郁于里，所以治疗宜用泻下法，如果误用汗法，势必导致口舌生疮、红肿糜烂等变证。

　　🌀 伤寒病，厥五日，热亦五日，设六日当复厥，不厥者自愈，厥终不过五日，以热五日，故知自愈。

📝 读书笔记

凡厥者，阴阳气不相顺接，便为厥。厥者，手足逆冷者是也。

【白话译文】

患伤寒病，四肢厥冷五天，发热也是五天，若到了第六天，四肢厥冷应当再现，若不出现四肢厥冷，则会自行痊愈。这是因为四肢厥冷不超过五天，而发热也是五天，四肢厥冷与发热时间相等，阴阳趋于平衡，则会自行痊愈。

所有厥证，都是由于阴气和阳气不能相互地顺利交接，从而发生厥证。厥的主要表现为手足逆冷。

伤寒脉微而厥，至七八日，肤冷，其人躁无暂安时者，此为脏厥，非蛔厥也。蛔厥者，其人当吐蛔。令病者静，而复时烦者，此为脏寒，蛔上入其膈，故烦，须臾（yú）复止，得食而呕，又烦者，蛔闻食臭出，其人常自吐蛔。蛔厥者，乌梅丸主之，又主久利。

脏厥：因内脏真阳极虚而引起的四肢厥冷。

蛔厥：因蛔虫窜扰而引起的四肢厥冷。

脏寒：这里指肠中虚寒。

【白话译文】

患伤寒病，脉象微而四肢厥冷，到了七八天，出现周身肌肤都冰冷，患者躁扰不安，没有片刻安静，这是内脏阳气极虚所致的脏厥证，并非蛔厥证。蛔厥证的证候，是患者有发作性的心烦腹痛，让患者安静却又时而发作心烦腹痛，这是肠中有寒，蛔虫不安其位向上钻入膈内（胆道）所致，过一会儿烦痛就会缓解。患者进食后，又因出现呕吐、腹痛而烦，是蛔虫闻到食物气味上扰而致。此外，患者常有呕吐蛔虫的表现。蛔厥证可用乌梅丸主治，乌梅丸还可主治久泻。

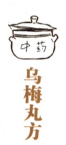

中药

乌梅丸方

乌梅 300 枚，干姜 140 克，黄连 224 克，蜀椒（出汗）、当归各 56 克，细辛、附子（去皮，炮）、桂枝（去皮）、人参、黄柏各 84 克。

用法：以上十味药，各捣筛，混合和匀；以苦酒渍乌梅一宿，去核，蒸于米饭下，饭熟捣成泥，和药令相得，纳臼中，与蜜杵二千下，丸如梧桐子大。空腹时饮服 10 丸 9 克，一日三次，稍加至 20 丸。

功效解析：温脏补虚，泻热安蛔。主治蛔厥证。症见脘腹阵痛、烦闷呕吐、时发时止、得食则吐，甚主吐蛔，手足厥冷，或久痢不止、反胃呕吐、脉况细或弦紧。

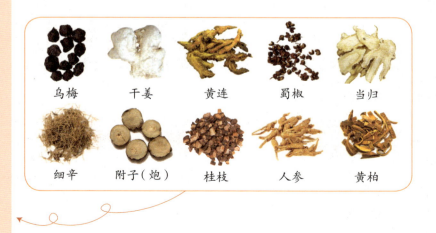

乌梅　　　干姜　　　黄连　　　蜀椒　　　当归

细辛　　　附子（炮）　　桂枝　　　人参　　　黄柏

伤寒，热少厥微，指头寒，默默不欲食，烦躁。数日，小便利，色白者，此热除也，欲得食，其病为愈。若厥而呕，胸胁烦满者，其后必便血。

病者手足厥冷，言我不结胸，小腹满，按之痛者，此冷结在膀胱关元也。

膀胱关元：关元，在脐下三寸，属任脉经穴。膀胱关元并举，指小腹部位。

【白话译文】

患外感病，发热不重，四肢厥冷轻微，患者仅指头发凉，神情沉默，不想进食，烦躁不安。经过几天，出现小便通畅、颜色清亮，这是里热已经祛除的征象，此时，患者如想进食，表明胃气已和，其病即将痊愈。若热邪加重，出现四肢厥冷并见呕吐、胸胁满闷而烦躁，此后则会出现便血的变证。

患者手足厥冷，自己说胸部不觉痞痛，只是小腹胀满，用手按之疼痛，这是寒气结在下焦的缘故。

关元

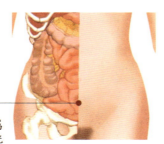

关元
在脐下三寸，属任脉经穴。膀胱关元并举，指小腹部位

读书笔记

🍂 **伤寒，发热四日，厥反三日，复热四日，厥少热多者，其病当愈；四日至七日，热不除者，必便脓血。**

伤寒厥四日，热反三日，复厥五日，其病为进，寒多热少，阳气退，故为进也。

伤寒六七日，脉微，手足厥冷，烦躁，灸厥阴，厥不还者，死。

【白话译文】

患外感病，发热四天，四肢厥冷只有三天，又发热四天，四肢厥冷的时间少而发热的时间多，疾病理应痊愈。若到了第四天至第七天发热仍不退者，是阳复太过、热伤血络的缘故，必致便脓血。

患伤寒病，四肢厥冷四天，而发热只有三天，接着又厥冷五天，说明病情加重了。因为寒多热少，表示阳气衰退，所以说病情加重了。

患外感病六七天时，脉象来时微弱、手足厥冷、烦躁不安的，应当急灸厥阴的经穴。虽经灸治阳气仍不恢复，表现为手足厥冷仍不转温，是预后险恶的表现，属于死证。

🍂 **伤寒，发热，下利，厥逆，躁不得卧者，死。**
伤寒发热，下利至甚，厥不止者，死。

【白话译文】

患伤寒病，发热、腹泻、手足厥冷、躁扰不能安卧，为阴盛阳浮，阴阳失却维系，属于死候。

患外感病，发热，腹泻非常严重，四肢厥冷一直不恢复正常，为阳气脱绝的征象，属于死候。

伤寒六七日，不利，便发热而利，其人汗出不止者，死，有阴无阳故也。

伤寒五六日，不结胸，腹濡（ruǎn），脉虚复厥者，不可下，此亡血，下之死。

发热而厥，七日下利者，为难治。

有阴无阳：只有阴邪而无阳气。

腹濡：腹部按之柔软。

亡血：阴血亏虚。

【白话译文】

患伤寒病六七天，本来并不腹泻，之后忽然发热腹泻，同时汗出不止者，属于死候，因为阴邪独盛，阳气衰竭，所谓只有阴邪而无阳气的缘故。

患外感病五六天，无结胸证的表现，腹部柔软，脉象虚软而又四肢厥冷，这是血虚所致，不能用攻下法治疗，若误用攻下，会使血虚更甚，可导致死亡。

发热而四肢厥冷，到第七天又发生腹泻，属于难治之候。

✏ 读书笔记

虚脉

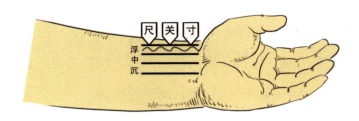

尺 关 寸
浮
中
沉

🌀 **伤寒脉促，手足厥逆者，可灸之。**

伤寒，脉滑而厥者，里有热，白虎汤主之。

手足厥寒，脉细欲绝者，当归四逆汤主之。

中药

当归四逆汤方

当归、桂枝（去皮）、芍药各9克，细辛3克，甘草（炙）、通草各6克，大枣5枚。

用法：以上七味药，以水800毫升，煮取300毫升，去滓，分二次温服。

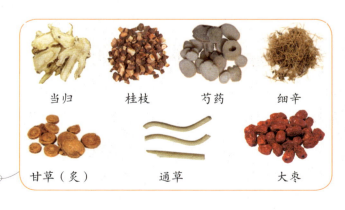

当归   桂枝   芍药   细辛

甘草（炙）   通草   大枣

功效解析：温经散寒，养血复脉。主治血虚寒厥证。症见手足厥寒，或腰、股、腿、足、肩臂疼痛，口不渴，舌淡苔白，脉沉细或细而欲绝。

【白话译文】

患外感病，脉象表现为快而有间歇、四肢厥冷者，是虚寒之候，可用温灸法治疗。

患伤寒病，脉象滑利而手足厥冷者，是热邪内壅所致，其治疗应以清泄邪热为法，用白虎汤去其邪热，热去厥自还。

手足厥冷，脉象很细，好像要断绝一样，可用当归四逆汤主治。

☙ **若其人内有久寒者，宜当归四逆加吴茱萸生姜汤。**

大汗出，热不去，内拘急，四肢疼，又下利厥逆而恶寒者，四逆汤主之。

大汗，若大下利，而厥冷者，四逆汤主之。

内拘急：腹中挛急不舒。

【白话译文】

若患者体内素有寒饮停滞，而又见上证（血虚寒凝），宜用当归四逆加吴茱萸生姜汤治疗。

患者大汗淋漓，且发热仍不退，腹中拘急，四肢疼痛，又见腹泻、四肢厥冷而怕冷，是阴盛阳亡的征象，可用四逆汤主治。

因大汗出，若严重腹泻并伴有手足厥冷者，可用回阳救逆的四逆汤主治。

读书笔记

邪：这里指停痰
食积等致病因素。

胸中：概指胸胃。

水渍入胃：此处
胃实指肠，即水
饮渗入肠中。

🌀 **病人手足厥冷，脉乍紧者，邪结在胸中，心下满而烦，饥不能食者，病在胸中，当须吐之，宜瓜蒂散。**

伤寒厥而心下悸，宜先治水，当服茯苓甘草汤，却治其厥；不尔，水渍 (zì) 入胃，必作利也。

【白话译文】

患者手足厥冷，脉忽然出现紧象，这是实邪结在胸中所致，应有胸脘部胀满不适、虽然饥饿却不能进食等症状，治疗当用涌吐法，宜用瓜蒂散治疗。

患伤寒病，四肢厥冷，而又心下悸动，是因水饮所致。应先治其水饮，当服茯苓甘草汤，然后再治其厥。否则，水饮浸渍渗入肠中，必发生腹泻。

下部脉：尺脉。
亦有称足部
脉的。

喉咽不利：咽
喉疼痛，吞咽
困难。

下趣：转气向
下迫近少腹。
趣一作趋，又
同促，迫也。

🌀 **伤寒六七日，大下后，寸脉沉而迟，手足厥逆，下部脉不至，咽喉不利，唾脓血，泄利不止者，为难治，麻黄升麻汤主之。**

伤寒四五日，腹中痛，若转气下趣少腹者，此欲自利也。

【白话译文】

患外感病六七天，用峻下法后，出现寸部脉沉而迟、尺部脉不现、手足厥冷、咽喉疼痛、吞咽困难、唾吐脓血、腹泻不停的症状，属于难治之证，可用麻黄升麻汤主治。

患外感病四五天，患者出现腹痛，并感觉腹中有气自上向下冲迫直至小腹，这些都是将要发生腹泻的先兆。

🌀 **伤寒本自寒下，医复吐下之，寒格更逆吐下，若食入口即吐，干姜黄芩黄连人参汤主之。**

【白话译文】

伤寒病本因虚寒而腹泻，医者又误用吐、下的方法治疗，以致中焦虚寒更甚，反而格热于上，因而导致吐泻更加厉害。若有饮食入口即吐者，可用干姜黄芩黄连人参汤主治。

🌀 **下利，有微热而渴，脉弱者，今自愈。**

下利，脉数，有微热汗出，今自愈；设复紧为未解。

下利，手足厥冷，无脉者，灸之。不温，若脉不还，反微喘者，死；少阴负跌（fū）阳者，为顺也。

【白话译文】

虚寒腹泻，有轻微发热、口渴症状出现，且脉象弱，

寒格：上热为下寒所格，其证以饮食入口即吐为特征。

少阴负跌阳：少阴即太溪脉，跌阳即冲阳脉。少阴负跌阳，即太溪脉小于跌阳脉。

是邪气已衰，阳气来复，预示疾病即将痊愈。

腹泻脉数，并有轻度发热汗出，疾病即将痊愈；倘若又见脉紧，是邪气复聚、寒邪又盛之象，说明疾病暂时不能痊愈。

腹泻、手足厥冷、无脉搏跳动者，急用灸法以回阳复脉。若灸后手足仍不转温、脉搏跳动仍不恢复、反而微微喘息者，属于死候。若足部的太溪脉和趺阳脉仍有搏动，而趺阳脉大于太溪脉，表明胃气尚旺，属于可以治疗的顺证。

🌀 **下利，寸脉反浮数，尺中自涩者，必清脓血。**

下利清谷，不可攻表，汗出必胀满。

下利，脉沉弦者，下重也；脉大者，为未止；脉微弱数者，为欲自止，虽发热，不死。

【白话译文】

腹泻，寸部反而出现浮数的脉象，同时尺部脉涩，必然出现大便脓血。

腹泻，大便中夹杂未消化的食物，多属阴盛阳衰，此时，即使兼有表证，也不能发汗解表，若误发其汗，则会转变为腹部胀满的变证。

腹泻，脉象沉弦，肛门部多有重滞的感觉；若脉象大，为腹泻还不能停止；若脉象微弱而数，为邪气渐至衰微、阳气逐渐回复之象，腹泻必将自然停止，虽然有发热之象，亦是正能抗邪之象，因邪气已衰，患者预后必不至太过凶险。

💧 **下利，脉沉而迟，其人面少赤，身有微热，下利清谷者，必郁冒，汗出而解，病人必微厥，所以然者，其面戴阳，下虚故也。**

　　下利，脉数而渴者，今自愈，设不差，必清脓血，以有热故也。

　　下利后脉绝，手足厥冷，晬（zuì）时脉还，手足温者生，脉不还者死。

　　伤寒下利，日十余行，脉反实者，死。

郁冒：郁闷眩冒，乃虚阳亢与邪争，邪将从汗解的先兆。

其面戴阳：患者的面色发红，红色为阳，就如阳气戴在上面，故称戴阳。

下虚：下焦虚寒。

晬时：一昼夜的时间。

脉反实：实，谓脉来坚实有力，多见于大实证。虚证而见脉实，所以说反。

【白话译文】

　　腹泻，脉象沉而迟，患者面部微发红，体表轻度发热，泻下完谷不化，这是下焦阳虚阴盛、虚阳上浮所致。若患者四肢厥冷的症状较轻，则阳虽虚而不甚，阳与阴争，所以，眩晕昏冒、随之汗出而病解的现象就一定会出现。

　　腹泻，出现数脉，而又口渴者，病情将会自行痊愈；如果病情不愈，必然会便脓血，这是因为有邪热壅积的缘故。

腹泻后，一时摸不到患者的脉搏，手足厥冷，经过一昼夜，脉搏恢复，手足转温，是阳气恢复，尚存生机；相反，如虽经昼夜观察脉仍未见好转，则为机体阳气无回复的希望，为死证。

患伤寒病，一天腹泻十几次，若见微细、微弱之象，既是正虚，也属邪微；若再见实脉之候，则表明正虚邪实、正不胜邪之证，极易出现正气暴脱的死证。

实脉

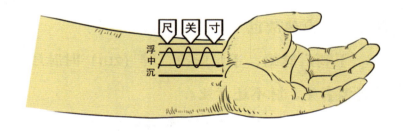

下利清谷，里寒外热，汗出而厥者，通脉四逆汤主之。

热利下重者，白头翁汤主之。

【白话译文】

腹泻，夹杂有不能消化的食物，是因脾肾阳虚、阴寒内盛、不能腐熟所致，则体内有寒、体外有热，如果出汗后而四肢冰凉，属于阴盛格阳的证候，用通脉四逆汤主治。

患湿热腹泻，由于湿热阻滞气机，肠腑传导失司，通降不利，因此肛门重坠，用白头翁汤主治。

白头翁汤方

白头翁 15 克，黄柏、秦皮各 12 克，黄连 6 克。

用法：以上四味药，以水 1400 毫升，煮取 400 毫升，去滓，温服 200 毫升，不愈再服 200 毫升。

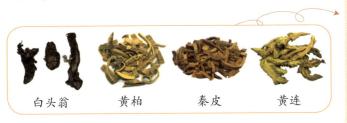

白头翁　　黄柏　　秦皮　　黄连

功效解析：清热解毒，凉血止痢。主治热毒痢疾。症见腹痛、里急后重、肛门灼热、下痢脓血、赤多白少、渴欲饮水、舌红苔黄、脉弦数。

🌊 **下利，腹胀满，身体疼痛者，先温其里，乃攻其表，温里宜四逆汤，攻表宜桂枝汤。**

下利欲饮水者，以有热故也，白头翁汤主之。

下利谵语者，有燥屎也，宜小承气汤。

下利后更烦，按之心下濡者，为虚烦也，宜栀子豉汤。

【白话译文】

腹泻，由于脾胃虚寒，导致腹部胀满、身体疼痛者，属于表里同病，应当先用温药治其里，之后再治其表。温里用四逆汤，治表宜用桂枝汤。

腹泻，见到口渴要喝水，是里有热的缘故，用白头翁汤主治。

腹泻，出现胡言乱语的，表示有实热积滞，肠内有燥屎内结未除，用小承气汤主治。

腹泻后心烦加重，用手按压心窝时感觉柔软，表示并无有形的实邪停滞，属于虚烦，用栀子豉汤主治。

🌀 **呕家有痈脓者，不可治呕，脓尽自愈。**

呕而脉弱，小便复利，身有微热，见厥者，难治，四逆汤主之。

干呕，吐涎沫，头痛者，吴茱萸汤主之。

呕而发热者，小柴胡汤主之。

复利：自利清长。

吐涎沫：吐出清稀涎沫。

【白话译文】

经常呕吐而又患有痈脓的患者，不能只治疗呕吐，等到脓血排尽后则呕吐病自能痊愈。

患者平素身体虚寒，而出现呕吐，脉微弱无力，则表示胃气大虚；小便通利，表示阳气衰微，不能固摄；身体微微发热，四肢逆冷，表示阳气衰微而欲脱，阴盛格阳的证候，比较难治，用回阳救逆的四逆汤主治。

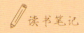
读书笔记

患者因肝胃虚寒，浊阴上逆而呕吐时，只有声音而没有吐出食物，口吐清涎，且伴头痛，用茱萸汤主治。

邪热逼迫胃气上逆，而出现呕吐，并且兼有往来寒热者，用小柴胡汤和解清热。

伤寒大吐大下之，极虚，复极汗者，其人外气怫郁，复与之水，以发其汗，因得哕。所以然者，胃中寒冷故也。

伤寒，哕而腹满，视其前后，知何部不利，利之即愈。

【白话译文】

患伤寒病，恣意用大吐、大下法，常致脾胃阳气大虚，若再以辛温峻剂误汗，汗后旋即又表气不畅，且烦闷异常者，是脾胃之气已伤，营卫生化乏源，无以作汗之候，若误以为证属表郁未解，而以饮水助发汗，则会使胃阳损伤更重，寒象内生，水邪停积，胃气上逆，因见呃逆之证。究其机制，是胃中寒冷、失于运化所致。

患伤寒病，哕逆而又腹部胀满，应察看患者的大小便，了解是哪一方面不通利，采取因势利导的方法，疾病就可以痊愈。

外气怫郁：患者体表痹滞无汗而有烦闷之感。外气，指体表之气。怫郁：《辞海》"犹悒郁，心情不舒畅"。释据《楚辞·七谏·沉江》"心怫郁而内伤"。

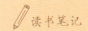
读书笔记

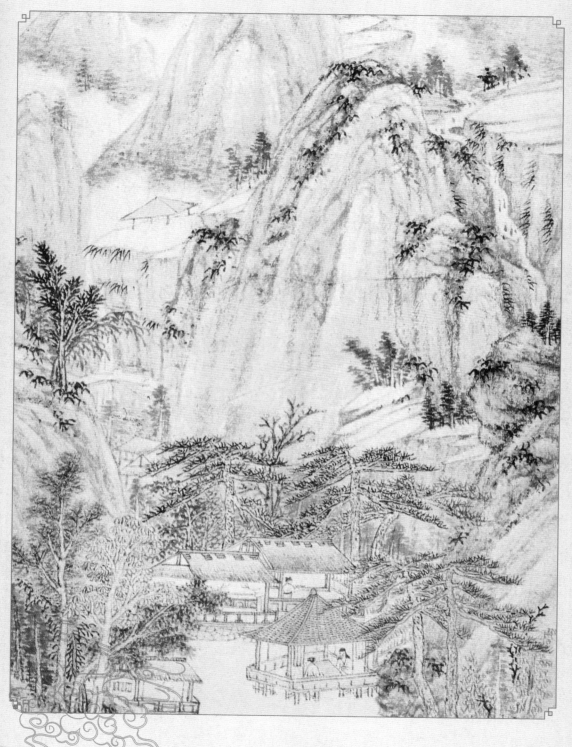

第七章

辨霍乱病脉证并治

名家带你读

本章论述了霍乱病证候特征、霍乱病的分类与治疗。

霍乱：病名，形容病势急而变化快，挥霍之间便致缭乱，因而名为霍乱。

🌀 **问曰：病有霍乱者何？**

　　答曰：呕吐而利，此名霍乱。

【白话译文】

　　问：什么叫作霍乱？

　　答：呕吐与腹泻并作，病势急骤，顷刻间有挥霍缭乱之势，即所谓的霍乱。

🌀 **问曰：病发热，头痛，身疼，恶寒，吐利者，此属何病？**

　　答曰：此名霍乱。霍乱自吐下，又利止，复更发热也。

【白话译文】

　　问：疾病症状有发热，头痛、身疼，恶寒、上吐下泻者，这是什么病？

　　答：这种病的病名叫霍乱。霍乱自以吐泻为主要症状，又有吐泻止后，再次发热的情况。

🌀 **伤寒，其脉微涩者，本是霍乱，今是伤寒，却四五日，至阴经上，转入阴必利，本呕下利者，不可治也。欲似大便，而反矢气，仍不利者，此**

读书笔记

属阳明也，便必硬，十三日愈，所以然者，经尽故也。下利后当便硬，硬则能食者愈，今反不能食，到后经中，颇能食，复过一经能食，过之一日当愈，不愈者，不属阳明也。

【白话译文】

患伤寒病，出现微涩的脉象，这是因为原先患霍乱，吐泻太甚、津液大伤复感外邪所致。经过四五天，病邪由阳经传入阴经，致脾失升清，势必会发生腹泻。如果起病就吐泻，则是霍乱病吐泻，不可按伤寒论治疗。如果患者想解大便，反而只放屁，却解不出大便，这是病邪已经转属阳明，大便一定硬结，估计十三天可以痊愈。之所以这样，是因为腹泻后津伤肠燥，大便应当变硬。如果患者能够进食，为胃气恢复，则病即可痊愈。现在患者反而不能饮食，为胃气未复。经过六天，邪气行至下一经，此时患者稍能进食，为胃气稍复。再过六天，邪气又经过一经，此时患者已能够进食，表示邪气行经尽、邪气衰尽、胃气恢复，那么再过一天，即第十三天，疾病就会痊愈。如果到时不痊愈的，就不是阳明病了。

恶寒脉微而复利，利止，亡血也，四逆加人参汤主之。

【白话译文】

怕冷，脉微而腹泻再次发作，且腹泻自行停止者，这是津液枯竭、无物可下的缘故，宜用四逆加人参汤主治。

甘草（炙）6克，附子（生，去皮）10克，干姜4.5克，人参3克。

用法：以上四味药，以水600毫升，煮取240毫升，去滓，分温再服。

四逆 + 人参汤方

功效解析：回阳救逆，益气养阴。主治霍乱、亡阳脱液证。症见暴吐暴利、恶寒、脉微。

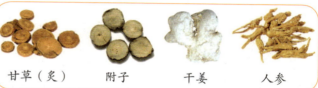

甘草（炙）　　附子　　干姜　　人参

霍乱，头痛，发热，身疼痛，热多，欲饮水者，五苓散主之；寒多不用水者，理中丸主之。

【白话译文】

患霍乱病，患者出现头痛发热、全身疼痛，为霍乱表里同病，若表热较甚而想喝水者，宜用五苓散主治；若中焦寒湿偏盛而不想喝水者，宜用理中丸主治。

读书笔记

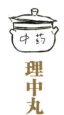

理中丸方

人参、干姜、甘草（炙）、白术各9克。

用法：以上四味药，捣筛，蜜和为丸，如鸡子黄大（9克）。以沸汤数合，和1丸，研碎，温服，日三至四次，夜二次。服后腹中未热，可加至3～4丸，然不及汤。

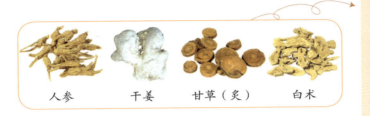

人参　　干姜　　甘草（炙）　　白术

吐利止，而身痛不休者，当消息和解其外，宜桂枝汤小和之。

【白话译文】

呕吐、腹泻停止，而身体仍疼痛，是里和表未解，应当斟酌使用解表的方法，可用桂枝汤解肌去风，微微和解表邪。

既吐且利，小便复利，而大汗出，下利清谷，内寒外热，脉微欲绝者，四逆汤主之。

【白话译文】

既呕吐又腹泻，小便又通畅，大汗淋漓，大便夹杂未

功效解析：温中祛寒，补气健脾。治脾胃虚寒证，自利不渴，呕吐腹痛，腹满不食及中寒霍乱，阳虚失血，如吐血、便血或崩漏；胸痹虚证，胸痛彻背，倦怠少气，四肢不温。

消息：斟酌的意思。

小和：就微和，谓不需猛烈之剂。

✏读书笔记

消化的食物，体表发热，脉微弱至极、似有似无者，即内真寒外假热的阴盛格阳证，急用四逆汤回阳救逆。

吐已下断，汗出而厥，四肢拘急不解，脉微欲绝者，通脉四逆加猪胆汤主之。

吐已下断：吐利停止。

【白话译文】

呕吐和腹泻都停止了，但出汗后手足逆冷、四肢拘挛劲急不解，而且脉微欲绝者，用通脉四逆加猪汁汤主治。

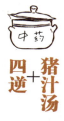

甘草（炙）6克，干姜9克（强人可12克），附子20克（生，去皮，破八片），猪胆汁5毫升。

用法：以上四味药，以水300毫升，煮取120毫升，去滓，内猪胆汁，分温再服。其脉即来，无猪胆以羊胆代之。

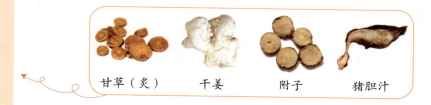

| 甘草（炙） | 干姜 | 附子 | 猪胆汁 |

功效解析：回阳救阴。霍乱，吐已下断，汗出而厥，四肢拘急不解，脉微欲绝者。

吐利发汗，脉平，小烦者，以新虚不胜谷气故也。

脉平：脉象平和。

谷气：此处指饮食。

【白话译文】

呕吐、腹泻、汗出以后，脉搏呈平和之象，还感觉微烦不适，是得病后新虚、脾胃之气尚弱、食物不能消化所致。只要适当节制饮食，即可痊愈。

平脉

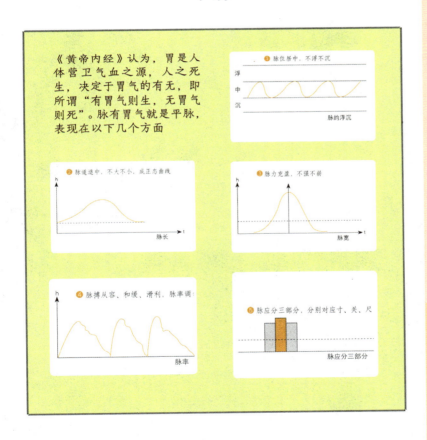

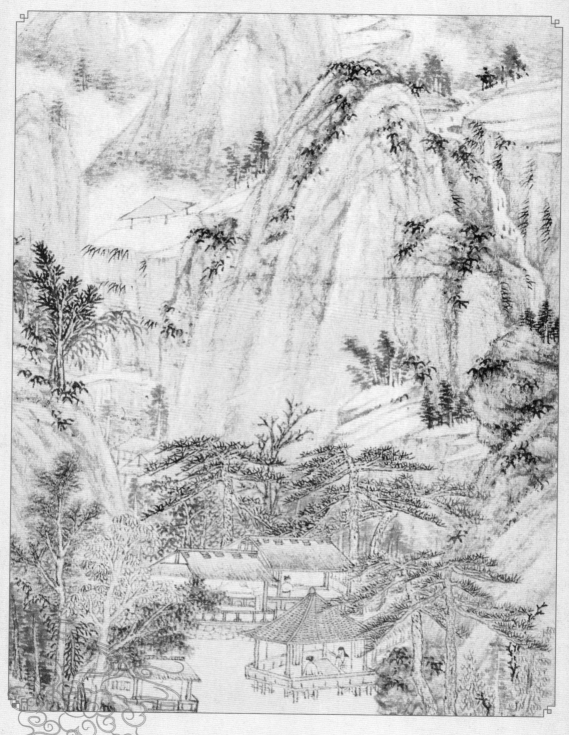

第八章

辨阴阳

易差后劳复病脉证并治

名家带你读

本章论述了阴阳易病、差后劳复的相关治疗及调理方法。

伤寒阴阳易之为病，其人身体重，少气，少腹里急，或引阴中拘挛，热上冲胸，头重不欲举，眼中生花，膝胫拘急者，烧裈（kūn）散主之。

【白话译文】

伤寒病后因男女过早房事而发生的疾病，患者出现身体沉重、少气无力、小腹挛急疼痛的症状，甚至牵引阴部挛急疼痛、热气上逆冲于胸膈、头重不能抬起、眼睛发花、膝与小腿肚拘急痉挛等，宜用烧裈散主治。

大病差后劳复者，枳实栀子豉汤主之。

【白话译文】

伤寒大病初愈，因劳累过度而复发，见发热、心烦、脘腹胀满的症状，用枳实栀子豉汤主治。

枳实（炙）6克，栀子（擘）3克，豉（绵裹）9克。

用法：以上三味药，以清浆水700毫升，空煮取400毫升，纳枳实、栀子，煮取200毫升，下豉，更煮五六沸，去滓，分二次温服。覆令微似汗。

枳实栀子豉汤方

阴阳易：因病后过早房事而致疾病复发的病证。由于病后精气虚损，症状与原病已大有不同，故称"易"，"易"作变异解。亦有认为"易"作"交易"解，谓病后交媾，男病传女，女病传男。

引阴中拘挛：牵引阴部拘急痉挛。

裈：即近身短裤。

大病：严重的疾病。《巢氏病源》：大病者，中风、伤寒、热劳、温疟之类是也。

劳复：病后正气尚虚、邪犹未尽时，因劳力过度而诱发的病证复。

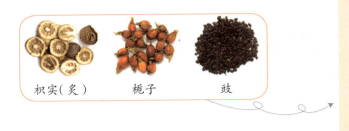

枳实（炙）　　　栀子　　　　豉

功效解析：清热除烦，宽中行气。主治大病愈后劳复者。症见发热、虚烦、胸腹胀满。

🍂 **伤寒差以后，更发热，小柴胡汤主之。脉浮者，以汗解之，脉沉实者，以下解之。**

【白话译文】

伤寒病痊愈后，又出现发热的症状，若兼见少阳脉证，宜用小柴胡汤主治；若兼见脉浮，用发汗法以解表祛邪；若兼见脉沉实有力，用攻下法去除里实。

🍂 **大病差后，从腰以下有水气者，牡蛎泽泻散主之。**

【白话译文】

伤寒之类热病初愈，由于阳气耗伤、气化不行或阴液不足、湿热停滞，出现腰部以下发水肿之证，用牡蛎泽泻散逐水清热、通利血脉。

✏️ 读书笔记

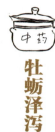

牡蛎泽泻散方

牡蛎（熬）、泽泻、蜀漆（暖水洗去腥）、葶苈子（熬）、商陆根（熬）、海藻（洗去咸）、瓜蒌根各等分。

用法：以上七味药，分别捣碎，下筛为散，更于白中研之。白饮和服1克，日服三次。小便利，止后服。

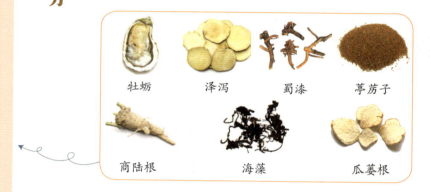

| 牡蛎 | 泽泻 | 蜀漆 | 葶苈子 |

商陆根　　　　海藻　　　　瓜蒌根

功效解析：逐水消肿。治大病愈后，水气停聚，腰以下浮肿，小便不利，脉沉实有力者。

喜唾：频频泛吐唾沫。

久不了了：延绵不断的意思。

🌀 **大病差后，喜唾 (tuò)，久不了了，胸上有寒，当以丸药温之，宜理中丸。**

【白话译文】

大病愈后，总爱泛吐唾沫、不能自制、长期迁延不愈者，这是脾虚不能摄津、寒饮停聚胸膈所致，应当用丸药温补，宜用理中丸治疗。

虚羸：虚弱消瘦。

🌀 **伤寒解后，虚羸 (léi) 少气，气逆欲吐，竹叶石膏汤主之。**

【白话译文】

伤寒病痊愈后，身体虚弱消瘦、少气无力、气机上逆、想要呕吐者，用竹叶石膏汤主治。

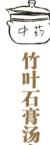

竹叶石膏汤方

竹叶、麦冬（去心）、粳米各15克，石膏30克，半夏（洗）9克，人参、甘草（炙）各6克。

用法：以上七味药，用水1升，煮取600毫升，去渣，放入粳米，煮米熟汤成，去米。分二次温服。

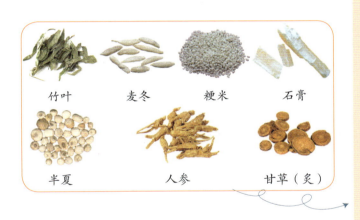

竹叶　　麦冬　　粳米　　石膏

半夏　　　人参　　　甘草（炙）

功效解析：清热生津，益气和胃。治热病之后，余热未清，气阴两伤，虚羸少气，呕逆烦渴，或虚烦不得眠，舌红少苔，脉虚而数；以及暑热所伤，发热多汗，烦渴喜饮，舌红干，脉虚数。

患者脉已解，而日暮微烦，以病新差，人强与谷，脾胃气尚弱，不能消谷，故令微烦，损谷则愈。

脉已解：病脉已除，脉象正常。

损谷：控制进食的数量。

【白话译文】

患者病脉已解，脉呈平和之象，却每于傍晚时分出现轻微的心烦，这是因为疾病刚愈，脾胃机制还很虚弱，不能消化过多的食物。此时，只需适当减少饮食，疾病就会痊愈。